Kuvittelenko, vai kuoliko jotain?

Rita Kreula

Kannen kuva: Rita Kreula
Editointi ja taitto: Terhi Aalto

© April, 2008, Rita Kreula

Valmistaja: Books on Demand GmbH, Norderstedt, Saksa
Kustantaja: Books on Demand GmbH, Helsinki, Suomi

ISBN-13: 9789524980715

Omistettu Pienelle Pojallemme (s.k. 18.05.2006)
sekä kaikille hänen kohtalotovereilleen

Sisällysluettelo

Kiitos

Anu, Carola, Dinna, Kaarina, Karpalo, Kati,
Kulta-Hippu, Milla, Nelliisa, Pikkulintu,
Sininen Hetki ja Terhi, osallistumisesta.

Hanna, Heli, Heidi, Huippis, Inna, Kristiina, Maija,
Mapi, Molla-Maija, Piipero, Sanna, Tuuliainen,
Tuutiki ja Varpunen, kiitokset myös teille.

Niina, erityiskiitos tarinastasi.

Terhi, teknisestä avusta.

Riku, "for your unfailing support".

Alkusanat

Raskauden keskeytyksiä tehdään vuosittain noin 10 000 kappaletta, joista 90% ennen raskausviikkoa 12, loput niin sanotusti normaalisynnytyksinä sikiön ollessa yli 12 viikkoinen. Näistä kaikista keskeytyksistä ainoastaan noin 250 vuosittain tehdään sikiövaurioperusteella.

Tähän kirjaan on koottu keskeytyksen läpikäyneiden naisten kokemuksia, tunteita, kerätty kyyneleitä voimia antavaksi virraksi, sekä muille vastaavan kokeneille, että heille, joille keskeytys on vain kaukainen sana, juorujen kauhistelun aihe. Nuo naiset, jotka keskeytyksen ovat hyvin konkreettisesti kokeneet ja sitä kautta lapsensa menettäneet, haluavat tuoda tuon vaietun, hyvinkin aran asian esille, he haluavat kertoa maailmalle, millaista on, kun keskeytykselle ei ole vaihtoehtoja, miltä tuntuu, kun raskauden jatkamisen vaihtoehtona on kuoleva tai hyvin vakavasti sairas lapsi. Millaista on päättää hyvinkin kauan odotettu, paljon toivottu raskaus. Millaista on pakata valmiiksi hankitut vauvan vaatteet ja muut tarvikkeet takaisin laatikoihin, miten suuri ikävä jäljelle jää, miten suuren aukon tuo virallisesti_syntymätön_lapsi jälkeensä jättääkään. Miten huomaamaton tuo suuri aukko sydämessä voikaan ulkopuolisten silmissä olla.

Osalla näistä naisista on käsittämättömän raskaita aikoja takanaan, mukana kokemuksia, joita ei toivoisi kenellekään. Kuitenkin kaikkien tarinoista paistaa suuri rakkaus noihin elämän suurimpiin ihmesiin: lapsiin, sekä eläviin että kuolleisiin. Olkoon se voimana kanssamme. Tämän kirjan aikaan saamiseksi on vietetty uskomattoman monia unettomia öitä, itkun täytteisiä päiviä, sumeita aamuja. Olisi mahdotonta edes yrittää laskea virranneiden kyynelten määrää.

9

Kaikesta huolimatta, aikansa ikävässään rämmittyään, huomaa kuitenkin, ettei sieltä lopulta kuitenkaan ole kuin yksi tie, poispäin, eteenpäin. Matkaansa on jatkettava. Kun sitten eräänä aamuna huomaa sen, että tuntuu edes ihan vain pikkaisen vähemmän pahalta, silloin tietää auringon vielä paistavan, vaikkakin sitten pilviverhon lävitse, voi tuntea tuon jo lähes unohtuneen säteiden lämmön, voimaa antavan valon lämmittävän sisimmässään. Päivä päivältä pikkuriikkisen enemmän. Siihen asti aika kyllä kantaa, kun sen antaa kannatella. Lopulta huomaa päivän kantavan aamusta iltaan, painajaisten täyttämistä pitkistä öistä muodostuukin yllättäen tukipilari, jota vasten tukeutua. On hiukkasen vahvempi hetki hetkeltä, kunnes huomaa jälleen hymyilevänsä.

On liian helppoa tuomita, liian helppoa tuudittautua kuvittelemaan, ettei tuollaista voi sattua, ei ainakaan omalle kohdalle. Niin olemattoman pienihän tuo prosentuaalinen mahdollisuus on, mutta miten usein unohdammekaan sen tosiseikan, että "vain se yksi prosentti" on edelleen joka sadas, promillekin jo joka tuhannes. Yhtäkkiä se ei enää tunnukaan niin kovin pieneltä otokselta.

On liian helppoa tuomita, vielä helpompaa loukata toisen tunteita mielipiteillään itse kokematta mitään vastaavaa. Miten usein sitä tuleekaan ajatelleeksi syitä asioiden taustalla, astuneeksi toisen kenkiin ja taittaneeksi palasen matkaa. On niin helppoa sanoa jotakin yleisesti lohduttavana pidettyä, osaamatta kuitenkaan ottaa toisen tunteita huomioon.

Hymyllä on kantava voima:

On hyvä muistaa myös, ettei kukaan meistä ole niin tärkeä, että yhtäkään meistä rangaistaisiin oman lapsensa kuolemalla. Kuten tuo klassinen sarjakuva Harald Hirmuisesta sen hyvin kiteyttää; Harald epätoivon tuskissaan sättii jumalaansa, kysyy epätoivoisena

10

"why me?", johon hänen jumalansa vastaa "why not?".

Emme kuitenkaan ole yksin tilanteessamme, jossa suru tuntuu hetkittäin ylivoimaiselta. On hyvä huomata, että on muitakin vastaavan kokeneita. Jo yksin tieto tästä helpottaa. Muiden tunteet saattavat auttaa omankin surun käsittelyssä, auttaa niiden avulla ymmärtämään vihan ja katkeruuden tunteiden kuuluvan luonnollisena osana suruprosessiin. Mikään tunne surussa ei ole kielletty. Suru kyllä haipuu aikanaan, mikään ei ole loputonta. Tieto siitäkin lohduttaa.

Aika auttaa hyväksymään tapahtunutta, jos sille vain antaa mahdollisuuden siihen.

Enkelinkosketus-lista

Enkelinkosketus on internetissä toimiva postituslista kaikkia heitä varten, jotka ovat kokeneet ja läpikäyneet raskauden keskeytyksen sikiön poikkeavuuden takia, tai jotka ovat vasta odottamassa tietoa mahdollisista kehityshäiriöistä.

Listalla tehdyn gallupin mukaan tietoa ja vertaistukea on suhteellisen vaikea löytää, aina eivät omat voimatkaan surun keskellä siihen riitä. Vuonna 2007 tehdyn kyselyn mukaan kolmannes listan jäsenistä sai tiedon listan olemassaolosta perinnöllisyyspoliklinikalta tai -lääkäriltä (pääkaupunkiseudulla), lähes puolet löysivät listalle vasta itse aktiivisesti etsittyään tietoa internetin kautta. Ainoastaan viisi prosenttia vastanneista oli saanut tiedon sairaalasta. Yksikään vastanneista ei ollut saanut informaatiota tästä tukimuodosta äitiysneuvolan kautta.

Lista on osittain suljettu lista, juuri siksi, että jokainen saisi parasta mahdollista vertaistukea; listalla kukaan ei tuomitse, ei moralisoi vaan halu auttaa vastaavassa tilanteessa olevia on suuri. Saman kokeneet ymmärtävät, vaikka aina ei löytäisikään oikeita sanoja. Listalla voi avoimesti keskustella kaikista mieltä askarruttavista ajatuksista, keskeytyksen mukanaan tuomista tunteista, niistä kipeimmistäkin, joita ei kenellekään muulle uskaltaisi paljastaa pelkäämättä toisten reaktioita. Siellä ei tuomita, sillä siellä ymmärrämme mitä jokaisen keskeytykseen päätyneen vanhemman on ollut käytävä lävitse.

Myös tietoa erilaisista kehityshäiriöistä on listan kautta löydettävissä. Sekin tieto helpottaa, kun saa jonkinlaista osviittaa siitä, millaisia erilaisia kehityshäiriöitä sikiöllä voi olla, ettei olekaan se ainoa maailmassa, joka on joutunut saman kohtaamaan, vaikka todennäköisyys saattaakin olla alle promille osuakseen omalle kohdalle.

12

Lista löytyy osoitteesta:
http://health.groups.yahoo.com/group/enkelinkosketus/

Enkelinkosketuslistalla on myös sisarlista, sikiövaurioperusteella raskauden keskeyttäneille, jotka ovat uudelleen raskaana, tai haaveilevat uudesta raskaudesta, sen löydät täältä:
http://groups.yahoo.com/group/ekmimmit/

Vaikka tuntuu, että elämä pysähtyisi ja menettäisi merkityksensä, eteenpäin jatkaminen ei ole mahdotonta. Kaikkien niiden tunteiden, joita rakkaan lapsen kuolema tuo tullessaan, raastavan surun, tuskan ja ikävän jakaminen vastaavan kokeneiden kanssa voi olla erittäin terapeuttista ja edesauttaa toipumista. Sanotaanhan, että vain toinen lapsensa menettänyt voi ymmärtää miltä menetys todellakin tuntuu. Surusta pääsee yli, elämä jatkuu kaikesta huolimatta. Vain ikävä muuttaa muotoaan. Kuten eräs äiti listalle kirjoittikin:

"Nythän on elämä paremmin kuin hyvin, olemme saaneet maailman täydellisimmän tyttären. MUTTA vielä ei ole kulunut päivääkään, etteikö menettämämme pieni tyttö olisi ollut mielessäni. En tiedä, milloin sellainen päivä tulee, jos tulee. Hän käy mielessäni haikeutena, ei ahdistavana. Mietin usein, ymmärtävätkö muut, että tämä asia on osa minua nyt, että en todellakaan ole sulkenut sitä kaikkea pois mielestäni, vaan että se kulkee mukana jokaisena päivänä. Te ymmärrätte."

Listalla käytävä keskustelu on vapaata niin muodollisesti kuin ajallisestikin. Voi purkaa mieltään juuri sillä hetkellä kuin itsestä tuntuu tärkeimmältä, kun ikävä ja paha olo tuntuvat ylivoimaiselta ja jatkaminen mahdottomalta. Ei tarvitse jäädä odottamaan aikaa ammattiauttajalle pitkien aikojen, jopa viikkojen päähän, vaan vertaistuki on juuri sillä hetkellä saatavissa. On myös hyvin tärkeää, että kokemukset ovat aitoja, eivät pelkästään luettua kirjatietoutta,

13

miten tulisi selvitä, vaan aivan oikeita ihmisiä, vastaavan menetyksen kokeneita, jotka osaavat kannustaa jaksamaan, vaikka vain pieni pala, hetki kerrallaan. Löytämään tukea ja voimaa, jopa iloa arjen ennen niin mitättömältäkin tuntuneista asioista.

Alkushokissa voi myös moni asia mennä ohitse, ei osaa kysyä, mitään ei ole kirjallisena paperilla, vain hataria, erinäisiä mielikuvia tapahtuneesta. Tulevakin saattaa pelottaa, eikä sitä haluta todeksi uskoa. Silloin on hyvä kysyä mieltä askarruttavista asioista kohtalotovereilta, kanssasisarilta, he osaavat kertoa ainakin mistä löytyy lisää tietoa aihepiirin suhteen tai neuvoa oikeaan paikkaan sitä kysymään. Monesti asiat raukeavat pelkästään omilla kokemuksilla, ei pelota enää niin paljon, kun tietää, että muutkin ovat asian yli päässeet ja selvinneet.

Varsinkin äidit ovat kokeneet surun purkamisen puhumalla hyväksi keinoksi. Lapsen muisteleminen ja kokemusten jakaminen voi olla hankalaa ulkopuolisten ihmisten kanssa, lapsihan ei välttämättä ollut kovin konkreettisesti olemassa vielä muille kuin äidilleen ja isälleen.

Reaaliaikainen surun purkaminen on tuntunut monista myös kaikkein tehokkaimmalta suremisen muodolta. On huojentavaa tietää, ettei ole ainoa, joka on joutunut tahtomattaan tällaisen surun kohtaamaan. On helpottavaa, kun saa kuulla, ettei elämä lopukaan tähän kokemukseen. Myös kynnys lähteä purkamaan omia tunteitaan on matalammalla, eiväthän kaikki ole tottuneet omista tunteistaan keskustelemaan, varsinkaan niistä arimmista, kasvotusten vieraiden ihmisten kanssa. Voi olla vaikeaa peitellä itkua, kyynelten aikaa ja paikkaa ei kertakaikkiaan aina voi valita. Puhuminen voi olla vaikeaa, kun kyyneleet ovat vielä herkässä, tunteet myllertävät, eikä oikein ehkä osaa pukeakaan niitä sanoiksi. Itkeminen on luonnollinen osa surutyötä, mutta kaikki eivät halua tai kehtaa itkeä vieraan ihmisen läsnäollessa. Itkultaan on joskus vaikea saada edes

14

puhutuksi. Kuten Kati kirjoitti kokemuksiaan omasta surustaan:

"Kuultiin sitten vauvauutisiakin – kaverista tulee isä ensi helmi-kuussa. Ehkä hieman rajoittaa noitten kahden reissaamista (mm. viikon mittaisia laskettelureissuja Alpeille yms)... Jotenkin vain itselle tuli tuosta uutisesta lähinnä v*tutus päälle, en tajua miksi. Ajatteli vain että justhan ne meni naimisiin ja nyt jo on vauva tulossa, tottakait, ja heti uskaltavat asiasta hehkuttaa, aivan kuin se olisi niin varmaa että vauvan saavat, mutta tottakait muilla se homma menee helposti ja meille vain sataa aina kaikki p*ska niskaan – me ei voida kertoa vauvauutisia kun ei koskaan tiedä mitä käy, aina menee jotain pieleen, on turvotusta tms.

Sitten kaikki kaverit "tekee" niitä normaaleja ja terveitä vauvoja ihan tuosta noin vain, sormiaan napsauttamalla tusina täyteen suun-nilleen, heti kun aika on sopiva ja perheeseen toivotaan lisäystä. Lapsettomuus on sitten sitä, kun heti ekasta kierrosta ei tärppääk-kään (mikä vastoinkäyminen!) ja voi niitä raukkoja, joilta tärppää vasta kolmannesta tai jopa neljännestä kierrosta... Ja heille se on jopa itsestäänselvyys, sellainen millä hehkuttaa ja kehuskella heti samantien, kun testiin tulee se toinen viiva. Varmana julistaa "meille tulee vauva (koska eihän juuri MEILLE voi käydä huonosti, ne on MUUT jotka saa keskenmenoja tai joiden lapsi on jotenkin vial-linen)!" – asia mihin me ei pystytä koskaan enää... Meidän osa on turhia toivoja, pelkoja, jännittyneitä ultrauksia ja vastoinkäymisiä vastoinkäymisten perään.

Joskus sitä on niin väsynyt kaikkeen (ihan fyysisesti siis joka minulla sitten heijastuu henkiseksi väsymykseksi, masennukseksi). Joskus sitä toivoo että kaikki sittenkin olisi mennyt toisin, että meillä olisi ihan oikeasti se nelivuotias tyttö, parivuotias poika ja kolmas tulossa lokakuussa. Kaikki terveitä, iloisia, onnellisia ja rakastettuja. Että me oltaisiin oltu niitä, jotka lapset olisi saanut helpolla, vaivatta

15

ja jo sängystä noustuamme "niistä puuhista" olisimme voineet Hesarin etusivulle painaa ilmoituksen: meille tulee vauva. Joskus on niin rankkaa olla äiti ilman lapsia, enkeleitten äiti.

Joskus sitä vain on niin pieni ihminen, kateellinen, katkera ja surullinen... pienisieluinen, itsekäs ja ilkeä. Että kun me ollaan tähän jouduttu, tämä helvetti koluttu, niin miksei kaikki muutkin! Ihan samalla oikeudella, samalla syyllä, samoin perustein. Miksi me, miksei joku muu – miksei joku meidän tuttu? Joku jolla on varaa naureskella nyt... Ja mitä me olemme tehneet väärin, miksi juuri me, miksi meitä rangaistaan? Miksi meidän osa on olla surullinen, kokea pettymyksiä, pelkoa, jännitystä... Miksi meidän osa on ollut rakastaa enkeleitä sekä lapsettomuutta?"

Kaikesta huolimatta keskeytys on asia, jonka kanssa oppii elämään, vaikka hetkittäin se saattaakin tuntua liian ylivoimaiselta.

Aihe on sinänsä hyvin arka, sillä se jakaa mielipiteet hyvin herkästi eri kasteihin, on heitä jotka puhuvat puolesta, niitä jotka puhuvat vastaan ja heitä, jotka tuomitsevat koko asian. Sitten ovat myös he, jotka yleensä jäävät koko keskustelun ulkopuolelle, he, joita asia koskettaa eniten, he, jotka ovat henkilökohtaisesti joutuneet asian kanssa vastakkain, tahtomattaan käsittelemään tuon kipeän päätöksen elämän ja kuoleman välillä. On helppoa tuomita, väittää ymmärtävänsä ja samaistuvansa. Mutta kuinka monen mielipiteet muuttuvatkaan siinä vaiheessa, kun he itse joutuvat saman päätöksenteon eteen? Silloin vasta aihe muuttuu henkilökohtaiseksi, koko omaan loppuelämään vaikuttavaksi. Silloin ei voida enää puhua "niistä kahdesta prosentista", kun itse kuuluu tuohon joukkoon.

Ei ole aina helppoa ja niin itsestään selväkään kertoa vauva-uutisia, kun sukulaistädin serkun kaiman syntymäpäivillä kysellään montako lasta sinulla on. Ei tiedä mitä sanoisi, miten asian ilmaisisi, kun ei tahtoisi töksäyttääkään, että kaksi vauvaa on kotona odottamassa ja yksi ei jatkanut matkaansa loppuun tähän maailmaan

16

elävänä. Toisaalta jos vastaa konkreettisin numeroin, seuraava utelu on hyvin usein kysymys lasten i'istä, jolloin tulee helposti sosiaalinen pakko yrittää selittää. On se ensimmäinen ja toinen, kolmaskin, joka seitsemännellätoista viikolla kuoli. On niin paljon helpompaa olla kertomatta, keskittyä vain niihin kahteen lapseen, jotka ovat myös ulkopuoliselle maailmalle olemassa.

Toisaalta hyvin usein pelätään myös ulkopuolisten ihmisten reaktioita, halutaan pitää asia "itsellään", salassa, kuin suojellakseen muita ihmisiä koko asialta, siltä ihan omalta kohtaloltaan, eikä miltään kaukaisen kauhutarinan, urbaanin legendan henkilön kokemukselta. Niin moni on kuullut nuo klassiset sanat "olen tiennyt, että tällaisia tapahtuu, mutta että ihan teille".

Tapaus koskettaa, mutta ennen kaikkea se koskettaa henkilökohtaisesti hyvin syvältä. Ei sitä voi unohtaa, mitä itselle on tapahtunut, ei sitä voi heittää pois kuten edellisen päivän iltalehden etusivun lööppiä.

Eräs äiti kertoi taapamisestaan luokkakokouksessa, jota hän oli etukäteen hieman jännittänyt, miten helpottavaa oli, kun joku kysyi monesko raskaus sinulla on menossa. Hän koki hyvin positiivisena seikkana sen, ettei jättänyt kertomatta yhdestäkään lapsestaan, hänen ei yhtään heistä tarvinnut kieltää. Jälkeenpäin äidillä kävi mielessä, josko tuolla kysyjällä itselläänkin olisi ollut menetys takanaan, sillä miten muuten hän olisi niin hienovaraisesti osannut toisen lapsista kysyäkään. On hyvin totta, että vain saman kokenut voi tietää miltä toisesta tuntuu. Silloin ei välttämättä tarvita edes sanoja. Riittää, että tietää, ettei ole yksin tilanteessaan.

Hyvin yleistä on ajatella, että minussa on jotain vikaa, vaikka niin ei kuitenkaan ole. Koetaan turhaa syyllisyyttä omista raskauden aikaisista tekemisistä, tekemättä jättämisistä; olisivatko asiat voineet sittenkin olla jotenkin toisin. Turha syyllisyys syö myös itsetuntoa.

17

Ensimmäinen ajatus hyvin monella äidillä on ollut asian kieltäminen, tässä on nyt varmasti sattunut jokin virhe. Ei tämä voi olla totta. Enhän minä voi kuulua siihen ns. huono-onniseen marginaaliseen kahteen prosenttiin, olenko minä yksi tuhannesta? Miten epäuskoisena moni on tuijottanutkaan ultrakuvaa, kuullut lääkärin klassisen lauseen "täällä ei nyt kaikki näytä olevan hyvin", ajatellut vielä sen jälkeen, että lääkäri on varmasti katsonut asian jotenkin väärin, ei ole huomannut kaikkea, ultralaitteessa on oltava jotakin vikaa, katsotaan nyt asiaa uudestaan. Ja vielä uudestaan.

Vielä keskeytyksen jälkeenkin hyvin usein käy mielessä ajatus, oliko tämä sittenkin näin, jos tässä kuitenkin on tapahtunut jokin aivan kamala virhe kohdallani. Asiaa on hyvin vaikea uskoa todeksi. Lisää syyllisyyttä asiaan tuo myös se, että moni tuntee olevansa vastuussa koko operaatiosta; on ollut itse päätettävä, on ollut pakko valita elämän ja kuoleman välillä, vaikka hyvin usein niitä realistisia vaihtoehtoja ei ole edes ollutkaan olemassa.

Hyvin usein ulkopuoliset tuntuvat ajattelevan, että lapsi, joka ei ole elänyt kohdun ulkopuolella, ei lapsi ole laisinkaan. Tietysti myös lainsäändäntömme 22-viikkoisesta sikiöstä vaikuttanee asiaan; alle 22-viikkoista ei lähdetä elvyttämään. Kuitenkin äideille, jotka lasta ovat kantaneet jopa puolet virallisesta raskausajasta sisällään, asia on aivan toinen. Heille lapsi on ollut olemassa. He ovat tunteneet pienen ihmisenalun liikkeet, liikahdukset kuin perhosen siiven hipaisut, vielä hennot, mutta niin merkityksekkäät. Niistä luopuminen ei käykään hetkessä, vaikka fyysisesti keskeytys veisikin vain hyvin vähän aikaa.

Jollekin on tullut suurena yllätyksenä keskeytyksen jälkeisessä raskaudessa se, että keskeytettyä lasta ei kirjattu muualle äitiyskortissa, kuin kohtaan "raskaudet". Äiti kuitenkin itse on tuntenut voimakkasti synnyttäneensä lapsensa, vaikkakin hyvin pienenä, onhan tuo tilanne aina hyvin herkkä. On helppoa tuntea syyllisyyttä

18

siitäkin, ettei omaa lasta ole tunnustettu lainkaan hänen lapsekseen, on vain pieni merkintä papereissa. Isien kohdalla tilanne voi olla vieläkin hämmentävämpi, mieltä askarruttvat kysymykset siitä, olenko minä isä ollenkaan. Lohduttavinta on kuitenkin ajatus, että yksikään meistä ei ole niin tärkeä, että häntä rangaistaisiin oman lapsensa kuolemalla.

Erästä äitiä lohdutti kovasti kesketyksen kaameuden keskellä miete, jonka mukaan maailma on muutenkin tarpeeksi kylmä ja julma paikka elää ilman ns. ylimääräisiäkin vajavaisuuksia. Eihän meistä kukaan muutenkaan ole täydellinen, jokaisessa meissä on omat heikkoutemme, mutta se, että pienellä viattomalla lapsella niitä olisi ylenmäärin myös fyysisesti, tulee tuo ikuinen eettinen ongelma jälleen eteen; missä määrin elämä on elämisen epätoivoisen (?) yrittämisen arvoista.

Syynä kehityshäiriö

Ensimmäisen raskauskolmanneksen aikana, noin 3.–8. viikolla hedelmöittymisestä sikiö on herkimmillään ulkoisten tekijöiden aiheuttamille vaurioille. Tuona aikana pääsääntöisesti eri elimet kehittyvät ja niin syntyvät myös mahdolliset rakenteelliset poikkeavuudet sekä epämuodostumat. On kuitenkin huomattavia vaihteluita rakenteellisten poikkeavuuksien syntyajankohdassa eri elinten kehitysaikataulun mukaisesti.

Suuri osa ihmisalkioista sekä sikiöistä on kromosomistoltaan ja/tai rakenteeltaan poikkeavia. Useimmiten näissä tapauksissa raskaus keskeytyy jo hyvin varhain, useimmiten jo ennen kuin raskautta on edes ehditty varmistaa. Tästä syystä suurin osa raskauden keskeytymisistä jääkin huomaamatta ja siksi myös tilastoimatta. Rakenteellisista poikkeavuuksista suurin osa on yksittäin esiintyviä, mutta noin kolmanneksessa tapauksista löytyy useita merkittäviä eri elinten epämuodostumia (moniepämuodostumat) tai epämuodostumat liittyvät osana johonkin oireyhtymään.

Kromosomipoikkeavuudet ovat taustalla noin 3–8 prosentissa tapauksista, siten, että yhden perintötekijän eli geeniparin mutaatio on kyseessä 10%:ssa ja monitekijäinen periytyminen noin 30%:ssa tapauksista. Alle 10%:ssa tapauksista on kyseessä jokin tunnistettavissa oleva ulkoinen tekijä. Näin ollen yli puolessa tapauksista jäävät epämuodostumien syyt tuntemattomiksi. On kuitenkin arveltu, että suurimmassa osassa olisi sekä ulkoisilla että perintötekijöillä osuutta epämuodostumien syntyyn.

Suurin osa vaikeimmista kehityshäiriöistä todetaan jo hyvinkin varhaisessa vaiheessa raskautta, ensimäisen raskauskolmanneksen aikana. Suuri osa epämuodostumista ja muista synnynnäisistä poikkeavuuksista tunnistetaan kuitenkin vasta lapsen synnyttyä tai jopa myöhemmin, kuten esim. sisäelinten epämuodostumat.

Mahdollinen raskauden keskeytys tehdään vanhempien oman päätöksen mukaisesti. Tällöin vanhemmat tarvitsevat kaiken mahdollisen tiedon sikiön kehityshäiriöstä, erilaisista tutkimusmahdollisuuksista, näytteiden otosta sekä tutkimusten mahdollisista haittavaikutuksista että siitä, mikä merkitys mahdollisella poikkeavalla tutkimustuloksella on. Vanhemmilla on myös mahdollisuus päästä perinnöllisyysneuvontaan, jossa keskustellaan sikiöltä löydetyn vamman tai sairauden uusiutumisesta mahdollisissa seuraavissa raskauksissa sekä millaisia mahdollisuuksia vanhemmilla on jatkossa saada terve lapsi.

Päätös keskeyttää raskaus ei ole helppo tai itsestäänselvä, keskeytystä harkitsevalle olisikin annettava ratkaisunsa pohjaksi riittävästi asiallista tietoa sekä sikiön mahdollisesta poikkeavuudesta että eri keskeytysmenetelmistä kuten myös yhtälailla psyykkistä tukea. Tuen tarve vaihtelee hyvinkin paljon oman tilanteen mukaan. Hedelmättömyyshoidot, keskeytyksen myöhäinen ajankohta (äiti on tuntenut jo sikiön liikkeet) saavat keskeytyksen tuntumaan henkisesti raskaammalta. On kuitenkin hyvä tietää, että tukea on tarjolla, jos tuntuu siltä, että siihen on tarvetta. Keskustelu puolueettoman ammattilaisen kanssa onkin usein tarpeen.

Raskaus voidaan keskeyttää joko lääkkeellisesti tai kirurgisesti. Harvemmin päädytään kolmanteen vaihtoehtoon, niin sanottuun pikkusektioon, joita tehdäänkin vain muutamia vuodessa, kun keskeytystä ei voida muilla menetelmin toteuttaa.

Ilman komplikaatioita (jälkisairauksia) sujunut keskeytys ei vaikuttane tulevaan hedelmällisyyteen, mutta toistuvien keskeytysten vaikutuksista hedelmällisyyteen tai mahdollisten seuraavien raskauksien ongelmiin ei riittävästi ole tietoa. Etistä istukkaa, ennenaikaisia synnytyksiä, raskauden keskikolmanneksen keskenmenoja tai kohdun ulkoisia raskauksia ei kuitenkaan esiintyne enempää raskauden keskeytyksen läpikäyneillä naisilla kuin muillakaan.

21

Keskeytys toimenpiteenä

Suomessa on voimassa laki raskauden keskeyttämisestä vuodelta 1970, johon on tehty muutoksia 1978 ja 1985. Vuosittain keskeytyksiä tehdään jo noin 10 500, joista vain noin 280 (2,7%) sikiövaurio perusteella.

Raskaudenkeskeytyksellä eli indusoidulla abortilla (abortus arte provocatus, aap) tarkoitetaan raskauden keinotekoista päättämistä ennen 20. raskausviikkoa tai Terveydenhuollon oikeusturvakeskuksen (TEO) luvalla sikiön vaikean poikkeavuuden perusteella suoritettua raskaudenkeskeytystä ennen 24. raskausviikkoa. Keskeytetyistä raskauksista n. 90% on kestänyt vähemmän kuin 12 viikkoa (60 % ennen seitsemännen raskausviikon päättymistä) ja vain 7 % kahdennentoista raskausviikon jälkeen.

Raskaus voidaan keskeyttää ennen 12. raskausvikkoa yhden lääkärin lausunnolla, jos nainen on alle 17 tai yli 40-vuotias tai hän on synnyttänyt jo neljä lasta. Muissa tapauksissa (kuten joissa lapsen synnyttäminen ja hoito olisi huomattava rasitus, vanhemman sairaus rajoittaisi kykyä hoitaa lasta tai jos raskaaksi tuloon liittyy rikos) tarvitaan kahden lääkärin lausunto. Näiden viikkojen jälkeen tarvitaan TEO:n suostumus.

Raskauden keskeytys on mahdollinen Terveydenhuollon Oikeusturvakeskuksen (TEO) myöntämällä luvalla aina 24. raskausviikkoon saakka, jos sikiöllä on todettu vaikea sairaus, poikkeavuus tai ruumiinvika. Raskauden kestoajasta riippumatta keskeytys voidaan kuitenkin tehdä kahden lääkärin päätöksellä, mikäli lapsen synnyttäminen tai raskauden jatkaminen aiheuttaisi naisen terveydelle tai hengelle vaaraa (esim. raskausmyrkytys).

Duodecim 2007;123(15):1877
Suomalaisen lääkäriseura Duodecimin ja Suomen Gynekologiyhdistyksen asettama työryhmä

22

Keskeytysmenetelmät

Kirurginen keskeytys

Raskausviikolla 7.–12. (mutta ei yli 12. viikkoa) voidaan valita joko lääkkeet tai imukaavinta (kirurginen keskeytys), joka on lääkitystä nopeampi ja siksi myös suositumpi vaihtoehto kyseisillä viikoilla. Imukaavinta tehdään tavallisimmin nukutuksessa, jonka jälkeen tilannetta seurataan muutama tunti sairaalassa mahdollisten komplikaatioiden varalta. Ennen nukutusta pyritään kohdunkaulaa pehmentämään emättimeen asetettavilla prostaglandiinitableteilla, jotta kohdunsuun repeämisen ja kohdun seinämän vioittumisen riskit olisivat mahdollisimman pieniä.

Välittömin ja tavallisin näistä komplikaatioista on runsas vuoto, jonka yleisin syy on istukkakudoskappaleen jääminen kohtuun. Silloin kaavinta on suoritettava uudelleen. Muina oireina voidaan pitää alavatsakipuja sekä kuumetta, näin käynee noin parissa prosentissa kirurgisia keskeytyksiä. Vakampi on kohdunseinämän perforaatio, joka hoidetaan samassa nukutuksessa vatsaontelon tähystyksen (laparoskopia) avulla, ettei se johtaisi vatsaontelon sisäiseen verenvuotoon. Itse anestesiaan liittyvät komplikaatiot ovat harvinaisia, vaikkakin kaikkiin kirurgisiin toimenpiteisiin sisältyy aina jonkinasteinen, yleensä tosin hyvin pieni, riski.

Kirurgisen keskeytyksen jälkeen vuotoaika on yleensä lyhyempi kuin lääkkeellisen keskeytyksen jälkeen. Antibioottia vaatineita tulehduksia esiintyy noin 4–9%:lla potilaista.

23

Lääkkeellinen keskeytys

Lääkkein toteutettava keskeytys on sitä tehokkaampi, mitä varhaisemmassa vaiheessa keskeytys aloitetaan.

Alle 9 viikkoa kestäneissä raskauksissa lääkkeellinen keskeytys on turvallinen ja tehokas vaihtoehto. Näissä tapauksissa 93–98% raskauksista keskeytyy ongelmitta. Kirurgista keskeytystä suositellaan viikoilla 9–12, jolloin lääkkeellinen keskeytys on hitaampi, kun taas yli 12-viikkoiset raskaudet keskeytetään lääkkeillä lähes poikkeuksetta, sillä lääkkein tehty raskauden keskeytys on aina luonnon mukaisempi vaihtoehto, vaikka joskus se saattaakin kestää pidempään, harvemmin kuitenkaan useita vuorokausia. Potilaan on mahdollista saada tehokasta kipulääkitystä koko toimenpiteen ajan. Jos potilas on yli 35-vuotias tai hänellä on sydäntauti, vaikea astma tai jokin vaikea yleissairaus, voidaan keskeytys tehdä kirurgisesti.

Lääkkeellistä keskeytystä käytettäessä käytetään ensimmäisenä lääkeaineena antiprogestiinia eli mifepristonia, joka estää keltarauhashormonin vaikutuksen kohdussa. Ilman keltarauhashormonin tuotantoa raskaus ei voi jatkua. Toisena lääkeaineena käytetään prostaglandiinia eli misoprostolia, joka käynnistää kohdun supistelun ja siten kohdun tyhjentymisen. Sikiö, istukka ja kalvot tarkistetaan, jos ne eivät ole täydelliset, voi olla tarpeen tehdä kohdun kaikukuvaus (ultraus) sekä tarvittaessa päätyä kaavintaan.

Kaavintaan tai verensiirtoon johtava, liian runsas verenvuoto on melko harvinaista, vain 1%:ssa lääkkeellisistä keskeytyksistä. Antibioottia vaatineita tulehduksia tai niiden epäilyjä esiintyy noin 3–5%:lla potilaista. Kohdun täyden lääkkeellisen tyhjentymättömyyden vuoksi kaavinta suoritetaan 2–4%:lle potilaista. Jälkivuoto tosin kestää noin parisen viikkoa, arviolta 14–17 päivää.

24

Jälkihoito

Jälkitarkastus tehdään yleensä noin 2–4 viikon kuluttua, tällöin varmistetaan raskauden keskeytyminen joko raskaustestillä tai kliinisellä tutkimuksella. Samalla olisi hyvä arvioida mahdollisen lisätuen tarve, potilaan psyykkinen tila ja ohjata mahdollisesti jatkohoitoon. Kuukautiset alkavat yleensä 4–7 viikon kuluessa. Ehkäisypillerit voi aloittaa heti keskeytyksen jälkeen, mutta kierukan asentamiseen on hyvä odottaa ensimmäiset kuukautiset. Uutta raskautta voi suunnitella jo heti jälkitarkastuksen jälkeen, mutta eri lähteiden mukaan olisi suositeltavaa odottaa yhdestä kolmeen kiertoa ennen hedelmöittymistä, joidenkin mukaan elimistön olisi hyvä antaa palautua jopa puolisen vuotta.

Tukea löytyy

Jokainen kokee surun ja menetyksen omalla tavallaan. Joku haluaa pohtia asioita omassa rauhassaan kun taas toinen kokee konkreettisen tai ammattimaisen keskusteluavun tärkeimmäksi. Ennen kaikkea on hyvä pitää mielessä, että tukea varmasti löytyy, jos sitä tuntee tarvitsevansa. Sairaslomaa kirjoitetaan tavallisimmin hieman raskauden kestosta riippuen yhdestä kolmeen viikkoon.

Ennen keskeytystä keskustellaan sairaanhoitajan/kätilön/lääkärin kanssa itse toimenpiteestä sekä siihen liittyvistä asioista. Mieleen ei ehkä järkytyksen, ensi shokin ja tunnemyrskyn keskellä tule paljoa kysyttävää, mutta sairaalasta/neuvolasta löytyy yleensä myös sosiaalityöntekijä, jonka kanssa voi keskustella uuden elämäntilanteen mukanaan tuomista asioista. Myös perinnöllisyyslääkäriin voi halutessaan olla yhteydessä.

Sairaalapastorin tai -teologin kanssa on mahdollista käydä hautauskeskustelu, mikäli sikiö halutaan haudata kirkollisin menoin. Kotikunnan terveyskeskuksen tai perheneuvolan psykologilta voi tiedustella keskusteluapua. Myös mielenterveystoimistoon voi ottaa yhteyttä.

Usein mieltä askarruttaa myös se, mitä sikiölle, tulevalle vauvalle tapahtuu keskeytyksen jälkeen. Nykyisen käytännön mukaan suositellaan sikiön näkemistä keskeytyksen jälkeen, sillä eri sairaaloiden mukaan sen on todettu auttavan vanhempia oman surunsa käsittelyssä ja pääsemisessä suruprosessissa eteenpäin. Lopullisen päätöksen, haluaako konkreettisesti hyvästellä oman pienensä, jokainen saa kuitenkin tehdä itse.

Sikiön tutkimuksen jälkeen se voidaan siunata vanhempien niin halutessa. Sairaala järjestää polttohautauksen, mutta sikiö voidaan myös haudata yleisten käytäntöjen mukaan, joista voi keskustella sairaalapastorin kanssa. Hautaamisen voi suorittaa myös ilman kirkollista siunaustakin. Halutessaan lapselleen voi antaa myös nimen; esimerkiksi Vantaan Honkanummella on muistolehto, jonne voi kiinnittää laatan lapsensa muistoksi. Omasta seurakunnasta voi tiedustella missä itseään lähin muistolehto sijaitsee.

Artikkelin tunnus: hoi27050 (027.050)
© 2008 Suomalainen Lääkäriseura Duodecim

26

Käytännön vinkkejä keskeytykseen mentäessä

– Keskeytystä edeltävinä päivinä kannattanee puuhastella jotakin, joka saa ajatukset pois tulevasta. Keskeytyksen jälkeen on hyvä varata muutamia päiviä niin fyysiseen kuin henkiseenkin toipumiseen. On kuitenkin hyvä muistaa, että mitä tahansa tuona aikana tekeekin, se vääjäämättä jälkeenpäin muistoissa liittyy keskeytykseen. (Esim. elokuvat joita on katsonut edeltävänä iltana, tuovat aina mieleen tuon tapahtuman).

– Omalla autolla ei ehkä ole viisainta lähteä sairaalaan. Keskeytysprosessissa saa lääkitystä, kun sitä rohkeasti uskaltaa pyytää. Fyysinen olotila saattaa muutenkin olla hieman hutera keskeytyksen jälkeen, joten on hyvä, jos joku tulisi noutamaan sinut sairaalasta.

– Kannattaa varautua siihen, että sairaalassa voi mennä hieman pidempäänkin. Yöksi kuitenkin harvoin jäädään, mutta joskus sekin on mahdollista. Keskeytystä ei kuitenkaan aktiivisesti jatketa yön aikana, joten jos yöksi joutuu jäämään, se aika kannattaa käyttää lepäämiseen ennen keskeytyksen jatkamista seuraavana aamuna.

– Mies / muu tukihenkilö, joka voi olla kuka tahansa, saa olla mukana keskeytyksessä sairaalan vierailuajoista huolimatta. Mutta esimerkiksi HUS:n alueella kuitenkin on käytäntö, ettei mies voi valitettavasti jäädä yöksi, mutta hän voi palata takaisin heti seuraavana aamuna.

– Huoneeksi pyritään antamaan oma huone, jossa saa olla rauhassa. Huoneesta löytyy myös oma wc. Et siis joudu synnytysosastolle, jossa on muita raskaana tai synnyttämässä olevia naisia. (Käytännöt saattavat silti vaihdella jonkin verran sairaanhoitopiireittäin.)

– Huulirasva voi olla mainio apu keskeytysprosessissa. Niin oudolta kuin se kuulostaakin, huulet kuivuvat yllättävän nopeasti, varsinkin jos joutuu ponnistelemaan hieman pidempään.

27

– Kamera on hyvä ottaa mukaan. Vaikka sairaalaan mentäessä tuntuisikin siltä, ettei edes haluaisi nähdä vauvaansa, voi silti olla hyvin terapeuttista ottaa hänestä kuva tai pyytää vaikka kätilöä ottamaan kuva. Hyvin monelle on tullut vasta jälkeenpäin kaipuu konkreettista muistoa kohtaan, jolloin valokuva pienestä tulee tarpeeseen. On myös mahdollista kysyä kuvaa jälkeenpäin sairaalasta, tosin käytännöt tästäkin vaihtelevat, joten varminta on ottaa oma kamera mukaan.

– On mahdollista myös pyytää vauvan jalan tai käden jälkeä painettuna paperiin. Sitä ei ehkä osaa kysyä ja tässäkin asiassa käytännöt vaihtelevat sairaaloittain. Ellei kätilöillä ole kovin kiire, he varmasti auttavat mielellään jäljen ikuistamaan.

– Mikäli vauva aiotaan synnyttää portatiiviin (myös sängyllä synnyttäminen on mahdollista), voi ilkeän "kopsahduksen" välttämiseksi pyytää portatiivin pehmustamista esim. pyyhkeellä. Joissain sairaaloissa on jo käytössä tietynlainen verkko portatiivissa, joka estää tuon ilkeän äänen.

– Sairaalapastorin saa halutessaan paikalle. Ellei kätilö huomaa sitä ehdottaa, sitä voi ihan hyvin pyytää henkilökunnalta. Sairaalapastorille voi soittaa myöhemminkin, jos tuntuu, että hetki ei ole oikea.

– Sairaala yleensä myös järjestää yhteissiunauksen (johon voi itse osallistua omien tuntemusten ja jaksamisen puitteissa) sekä sen jälkeen yhteistuhkauksen. Tästä kannattaa kysyä tarkemmin sairaalapastorilta.

– Halutessaan järjestää yksityisesti siunauksen tai hautaamisen esim. sukuhautaan, tarvitset sitä varten epävirallisen hautausluvan, jonka saat osastolta, jolla keskeytyskin tehdään.

28

Siunaamisesta

Entä jos haluaa haudata vauvan alkunsa sukuhautaan? Voinko niin pientä edes haudata? Miten ihmeessä kaikki hoidetaan? Olisi niin paljon helpompi vain antaa sairaalan hoitaa kaikki (yhteissiunaus ja yhteistuhkaus), mutta silti saattaa tuntua, ettei se ole omalla kohdalla juuri se oikea ratkaisu. Minne sitten voi ottaa yhteyttä? Mistä löytyy tarpeeksi pieni arkku? Seuraavaan on koottu yhteenveto siitä, miten hautaus sukuhautaan käytännössä tapahtuu sekä yleistä tietoa yksityisistä tilaisuuksista.

Yleistä

Pienen lapsenkin voi ja saa haudata esim. sukuhautaan tai hänelle voidaan hankkia oma hauta (johon esim. vanhemmat voidaan aikanaan haudata). Jos haluaa järjestää lapsen alkunsa hautauksen itse keskeytyksen jälkeen, on hyvä ottaa seuraavat asiat huomioon:

– Ilmoita asiasta sairaalapapille heti kun olet tehnyt päätöksen tai mieluummin jo siinä vaiheessa kun harkitsette asiaa. Tämä siksi että lapsen alkusi toimitetaan tuhkattavaksi sairaalan järjestämän yhteissiunaustilaisuuden jälkeen, olit sitten ilmoittanut, että haluat lapsesi siunattavan tuossa tilaisuudessa tai et. Saat tietää hoitajalta jo ennen keskeytyksen alkua yhteissiunauksen ajan.

– Ilmoita sairaalapapille haluatko silti osallistua sairaalan järjestämään yhteissiunaustilaisuuteen. Tämä on ihan mahdollista. Voit siis joko järjestää siunaustilaisuudenkin itse (ota yhteyttä seurakuntasi päivystävään pappiin tässä tapauksessa) tai ilmoita sairaalapapille että osallistut yhteissiunaukseen, mutta lapsen alkusi tullaan sen jälkeen hautaamaan suku- yms. hautaan eli järjestät tuhkauksen itse.

29

– Pienelle lapsen alulle voi tuntua vaikealta löytää sopivaa arkkua. Pienimmätkin ns. "lapsiarkut" ovat aivan liian isoja. Ota yhteyttä rohkeasti hautaustoimistoon: siellä on isojen arkkujen malleja (eli sellaisia joista tehdään valinnat kun tilataan iso arkku) ja ne ovat juuri sopivia pienelle ennenaikaisesti syntyneelle lapselle. Malliarkun pituus on noin 60cm. Toisena vaihtoehtona meille ehdotettiin jonkinlaista kaunista rasiaa (esim. jostain itämaisesta kaupasta), mutta monet pitävät ajatuksesta, että pienellä on ns. oikea arkku.

– Uurnaksi käy lapsiuurna, vaikka se onkin kooltaan kovin iso. Hautaustoimisto tilaa sinulle sellaisen. Voit hankkia uurnan (ja arkun) hautaustoimistosta, vaikka et muuta haluaisikaan heidän tekevän. Mitään "koko pakettia" ei tarvitse hankkia.

– Jos et käytä hautaustoimistoa apuna koordinoinnissa ota yhteyttä suoraan sinne hautausmaalle jossa sukuhautanne sijaitsee (tai jolta haluatte hankkia hautapaikan). Sovi heidän kanssaan tuhkausajankohdasta (tehdään yleensä siunauspäivänä tai sitä seuraavana) ja uurnanlaskuajasta (noin 1,5–3 viikkoa tuhkauksesta). Jos käytät hautaustoimistoa koordinoinnissa, he hoitavat tämän sinun puolestasi.

– Tarvitset epävirallisen hautausluvan lapsen alkusi hautaamista varten. Saat sen siltä osastolta, jolla keskeytyksesi tehtiin. Osastolla varmasti tietävät mitä lupaa tarkoittaa, kun kertoo, että pienesi haudataan omaan hautaan ja tarvitsee hautaamista varten luvan. Kuten yllä: hautaustoimisto hoitaa tämänkin, jos käytät heitä koordinoinnissa.

– Mieti miten haluatte hoitaa lapsenne kuljetuksen siunaustilaisuudesta tuhkaukseen: pystyttekö kuljettamaan hänet arkussa itse tuhkattavaksi vai haluatteko että hautaustoimisto järjestää kuljetuksen? Toiset ovat ajatelleet ensin, että hoitavat kuljetuksen itse, mutta kokeneet sen epämiellyttävänä, kun taas osa on halunnut itse henkilökohtaisesti saattaa pienensä viimeiselle matkalleen. Tässäkin kannattaa tehdä siten, kuten itsestä parhaalta tuntuu.

30

Karpalon kokemus siunaamisesta ja pienen hautaamisesta

Päätimme pitkän pähkäilyn jälkeen, että haluamme pienemme haudattavan sukuhautaan. Otin yhteyttä sairaalapappiin kaksi viikkoa keskeytyksen jälkeen ja sovin, että osallistumme kuitenkin yhteissiunaukseen (joka oli kolmen viikon päästä soitostani) Lastenklinikalla. Pappi pyysi toimittamaan hänelle valitsemani arkun viimeistään kaksi päivää ennen tilaisuutta. Hän toimittaisi arkun eteenpäin nimelläni varustettuna ja varmistaisi, että arkkuun laitetaan juuri meidän pienemme.

Seuraavaksi otin yhteyttä hautaustoimistoon ja kerroin hyvinkin suoraan, että olemme menettäneet odottamamme lapsen raskausaikana ja haluaisimme hänet haudattavan sukuhautaan. Sovimme tapaamisen toimistolla seuraavaksi päiväksi. Saimme katseltavaksemme erilaisia arkkumalleja ja päätimme, mikä niistä oli meille mieluisin. Koska arkkumalleja oli muutamia ylimääräisiä, saimme arkun heti mukaan. Muuten arkku olisi mennyt tilaukseen (tilausaika on tosin hyvinkin lyhyt). Valitsimme myös mieluisan lapsiuurnamallin, joka jouduttiin tilaamaan. Kerroimme mille hautausmaalle haluamme pienemme haudattavan ja haudan sijainnin. Hautaustoimistolle riitti tieto ko. hautaan haudatuista henkilöistä, sekä heidän kuolin ajoistaan; näillä tiedoilla tarkka hautapaikka löytyisi kyllä ja tiedot olisi helppo saada hautakivestä. Hautaustoimistossa kysyttiin myös milloin yhteissiunaustilaisuus on ja sovimme (kylläkin myöhemmin), että he hoitaisivat pienemme arkun kuljetuksen siunaustilaisuudesta tuhkaukseen. Sovimme myös uurnanlaskuajasta, jonka kuten tuhkausajankin, hautaustoimisto sopi hautausmaan kanssa. Hautaustoimisto hankki tarvittavan hautauslupapaperin sairaalasta. He tarvitsivat vain tiedon, millä osastolla ja missä sairaalassa olin ollut keskeytyksessä.

Kaksi päivää ennen yhteissiunaustilaisuutta kävin sairaalassa viemässä arkun papille. Yhteissiunauspäivänä saavuimme hyvissä ajoin paikalle Lastenklinikalle. Lastenklinikan kappelissa oli kaksi kaunista pientä arkkua: yksi, jossa oli meidän pienemme ja toinen,

31

jossa oli yhteistuhkaukseen menevät pienet. Pappi kertoi kaikkien ollessa paikalla minua ja miestäni osoittaen, että tässä arkussa on heidän pienensä ja tässä toisessa arkussa ovat teidän muiden pienet. Siten ei tullut epäselvyyttä mille arkulle kukin laskisi kukkansa. Siunaustilaisuuden jälkeen jäimme ottamaan valokuvia arkusta. Kun astuimme ulos kappelista, ulkona odotti ruumisauto ja hautaustoimiston miehet, jotka ottivat arkun huomaansa.

Kahden ja puolen viikon kuluttua menimme hautausmaan uurnanluovutustoimistoon hakemaan pienemme uurnan. Saimme olla uurnanluovutushuoneessa hetken rauhassa ja ottaa siellä valokuvia. Sen jälkeen menimme hautausmaan virkailijan kanssa laskemaan uurnan haudalle. Kävelimme tilaisuuden jälkeen pitkään hautausmaalla ja katselimme hautakiviä ja niiden tekstejä miettien minkälaisen tekstin haluaisimme hautaan pienestämme. Päädyimme myöhemmin kiviveistämöön, jossa meille kerrottiin erilaisista vaihtoehdoista. Päädyimme tekstiin: "Poikalapsi Sukunimi, syntymä- ja kuolinaika". Kerroimme heille missä hauta sijaitsee (samat tiedot kävivät kuin hautaustoimistoon) ja teimme tilauksen. Tämänkin olisi hautaustoimisto voinut hoitaa jo etukäteen, mutta halusimme hoitaa sen itse. Kolmen viikon kuluttua kiveen oli tehty pyytämämme lisäykset.

Kaiken kaikkiaan koin, että meitä kohdeltiin jokaisessa käänteessä todella hyvin. Kukaan ei kyseenalaistanut sitä, että halusimme haudata näin pienen sukuhautaan. Kukaan ei myöskään säälitellyt meitä (ainakaan avoimesti). Saimme hyvää ja kohteliasta palvelua kaikkialla. Hautaustoimistossa tiedettiin heti miten toimia. Emme olleet heidän ensimmäisiä asiakkaitaan tällaisessa tilanteessa, emmekä varmasti viimeisiäkään.

Pienemme hautaus sukuhautaan oli meille se oikea ratkaisu.

Karpalo

32

Surusta

Moni on saanut tukea keskeytyksen jälkeen järjestettävästä yhteisestä hartaushetkestä, yhteissiunauksesta, halutessaan lapselleen saa myös tuhkauksen. Tietynlaiset rituaalit ovatkin tärkeä osa surutyötä. Yhteistä surua on myös helpompi käsitellä, mikä taas estää lamaantumista ja eristäytymistä. Hyvästeleminen, arkun tai uurnan näkeminen konkretisoi kuolemaa, jolloin surutyö pääsee helpommin käyntiin ja eteenpäin. Monet ovat myös halunneet keskeytyksen jälkeen nähdä oman pienen ihmisen alkunsa, hyvästellä hänet henkilökohtaisesti, silittää poskea ja lausua ne tärkeät, unohtumattomat sanat.

Ikävä on myös erilaista; ei ole sitä lasta, jota olisi sylissään hoitanut, vaippoja vaihtanut, rakastanut ja suukottanut poskea. Keskeytyksen kokeneilla on silti heidän pienensä, jota he rakkaudella ovat vaalineet, parhaimpansa mukaan kasvattaneet elämän alkumetreillä. Heille tuo pieni elämän alku, jota on saatettu hyvinkin pitkään toivoa ja odottaa, on ollut olemassa hyvin konkreettisesti.

Honkanummen hautausmaalla, Vantaalla, muistolehdossa kävellessään pimeänä talven iltana, joulun alla, vielä kun luntakaan ei ole satanut maahan, voi tuulen leudossa kuiskailussa kuulla sen kaipauksen, joka sinne – ja moniin sydämiin – on jäänyt. Nuo pienet väreilevät kynttilät kuvastavat jokainen pientä ihmettä, josta joku on joutunut luopumaan. Ja miten monia kynttilöitä siellä onkaan, miten monia voisi ollakaan. Kauniissa surullisuudessaan rauhan voi tuntea lähes käsin kosketeltavana ympärillään.

Nykyajan hektisessä yhteiskunnassa voi monella olla pelko siitä, sureeko liikaa, liian vähän, oikein vai väärin. Ympäristön ulkoiset paineet, kiireinen elämän rytmi eivät välttämättä anna tarpeeksi tilaa surevalle käydä ajan kanssa läpi surunsa vaiheita. Onkin hyvä antaa aikaa itselleen ja omalle surulleen, sillä suru on laiska, ahdistus ja ikävä eivät hetkessä katoa. Hanna kiteytti tämän hyvin tekstissään:

"Voihan v... mikä päivä. Olin sitten ensinmäistä päivää töissä keskeytyksen jälkeen. Miten kivasti työkaverit osasivatkaan suhtautua minuun. Ajattelisivat mitä kysyvät.
- Hei! Kiva nähdä pitkästä aikaa. (No ei saatana muuten ole. Vituttaa niin vietävästi nähdä teitäkin. Kiva että muut ovatkin vielä täällä töissä onnellisesti raskaana. Mä kun jo ehdin toivoa että maa olis sutkin jo niellyt. Käännä vaan veistä haavassa.)
- No mitäs sulle kuuluu? (Voitko olla kysymättä tuota, kun hyvin tiedät vastauksen. Kaikki on aivan vitun huonosti. Vannon, että seuraava kun tuota kehtaa kysyä saa nyrkistä. Mitä tuohonkin nyt sanoisi. Ihan hyvää...?)
- No sullahan on pian kesäloma tulossa. Mitäs meinaat tehdä? Onko jotain lomasuunnitelmia? (No kun meni nuo kaikki tulevaisuuden suunnitelmat nyt vähän uusiksi. Ajattelin viettää lomani yksin pimeässä kiroten omaa kohtaloani.)

Voi kun joskus kehtaisi sanoa suoraan mitä ajattelee. Kun sitä on töissä koko päivän väkisin hymyillyt ja kertonut kaikille kuinka hyvää kuuluu, kyllä kotona vituttaa kahta kovemmin.

Miksen mä voikkaan olla majakkavahtina jossain ulapalla. Ei tarttis keskustella kenenkään kanssa. Miksi sitä pitääkään olla asiakaspalvelussa..."

Pahaa oloa ei voi hukuttaa työhön tai kiireiseen arkeen, elämä on muuttunut ja se on hyväksyttävä. Tunteiden käsittelemättä jättäminen vie lopulta paljon enemmän voimia pitkällä ajan jaksolla ja pitkittyessään sureminen on entistä vaikeampaa. Surussa, eikä surusta voi elää, vaikka se itsessään ei ole masennusta, mutta surun kokonaan käsittelemättä jättäminen saattaa hyvinkin laukaista

34

masennuksen. On hyvä muistaa, että mikään tunne ei surussa ole kielletty. Syksyinen iltapäivä oli myös Molla-Maijalle tunteikas:

"Että tää elämä on vaikeeta, pöh! Ja se on kaikkein raivostuttavinta, että en edes osaa sanoa mikä mua nyt nyppii. Nyppii vaan! Yritin miettiä jotain järjellisistä syytä, mutta en keksinyt mitään. Yksinkertaisesti kaikki asiat ottaa päähän. Tässä muutama teille muillekin:

1. rasittaa oma päättämättömyys: ensin murehdin, etten varmaan tule enää raskaaksi, seuraavassa sekunnissa mietin, että en edes halua tulla raskaaksi, 2 sekuntia myöhemmin palaan taas ensimmäiseen kohtaan: miksei saisi jo aloittaa uuden yrittämistä, 3 sekuntia tästä tulenkin siihen johtopäätökseen, että miks mä tälläisiä mietin, aarggg!!!

2. työ & arki rassaa. Eiks täällä elämässä ole mitään muuta kuin työtä, työtä, työtä?

3. sataa. Miks aina sataa vettä!

4. syksy. Syksy on perseestä. Miks mä olin kesän raskaana, joka on vuoden paras aika ja en päässyt terassille enkä juhannuksena lähtenyt kavereiden kanssa useamman päivän lomareissulle. Mies oli siellä ja niin munkin piti olla, mutta raskauden takia en viitsinyt lähteä. Ja se kaveri, joka siellä mukana oli, niin se on nyt raskaana ja MINÄ EN OLE!

5. esimies. Olen tiimin vetäjä ja perkele esimies kyselee tiimin asioita muilta kuin minulta. Itsestäni tuntuu siltä, että esimies epäilee kykyäni??

35

6. sotku. Jos tässä meidän huushollissa on ainoastaan 2 ihmistä, miten täällä voi aina olla näin sotkuista??

7. seksi. Himottaa ja haluttaa aivan törkeenä koko ajan. Mikä mulla on??? Haluan hässiä, hässiä, hässiä ja mies haluaa vaan katsella jotain urheilua telkkarista. Mikä sitäkin vaivaa???

8. finnit. Suupieliin pukkaa koko ajan jotain helkkarin murkku näppylää. Oikeesti!!! Onkohan mulla hormonit jotenkin edelleen sekaisin.

9. jälkineuvonta. Miksi, miksi, miksi ne tulokset nyt kestää. Kauanko meidän pitää vielä odottaa. Tässähän hajoo pää!

10. maanantai. Nekin on perseestä! Pitäis kieltää lailla. Nonii, johan helpottaa....

terveisin Äksy-perse Molla-Maija *murrrr*"

Joskus myös ammattiauttajan apu on paikallaan, jos tuntuu, että suru vie kaikki voimat, eikä itse pääse sen kanssa eteenpäin. Tuntuu liian raskaalta lähteä työstämään tunteitaan, käpertyy yksinäisyyteensä, tuntee itsensä haavoittuvaiseksi, ylireagoi, uhkien havaitsemisherkkyys on korostunut tai turtuu psyykkisesti, silloin on hyvä hakeutua lääkärin, hoitajan, sairaalapastorin, psykologin tai sosiaalityöntekijän juttusille. Kaikkiin kysymyksiin ei voikaan saada vastauksia, mutta puhuminen auttaa selviämään pahimman tuskan ylitse.

Niin epäuskottavalta kuin se saattaakin kuulostaa, lapsen kuolemalla on myös myönteisiä vaikutuksia. Varsinkin äitien kohdalla on havaittu heidän arvostuksensa perhettä, terveyttä, itse elämää kohtaan enenevän, he myös tuntevat kypsyneensä ihmisenä. Muita myönteisiä vaikutuksia on parisuhteen vahvistumisella, perheen yhteen kuuluvuuden ja muiden auttamishalun lisääntymisellä. Myös tulevista vastoinkäymisistä selviydytään helpommalla.

Surusta pääsee yli, elämä jatkuu kaikesta huolimatta. Vain ikävä muuttaa muotoaan. Surusta voisi sanoa, että se on kuin veteen pudonnut pisara. Alun kuohunnan jälkeen jäljelle jäävät vain veteen piirtyvät renkaat, jotka matkatessaan kauemmaksi putoamis kohdastaan alkavat kerta toisensa jälkeen laantua, muuttuvat vähitellen isommiksi renkaiksi, joiden terävin kärki on jäänyt taakse. Vaikka nuo renkaat jatkaisivat matkaansa loputtomiin, eivät ne katoa kokonaan, kuten ei surukaan, mutta mitä kauemmaksi renkaat kulkevat, sitä haaleammiksi ne käyvät. Niin käy myös surulle, vaikka siltä alun kuohunnassa ei tuntuisikaan. Kuten eräs äiti kirjoittikin:

"Menettänyt en lastani ole. Hän on vain kuollut. Siten saan pitää hänet aina mukanani arjen askareissa ilman arkisia elämän sudenkuoppia. Sydämeni on vapaa rakastamaan häntä ilman pelkoa, epävarmuutta tulevasta.

Olen myös kasvanut ihmisenä, ymmärrän maailmasta paljon enemmän kuin ennen, enemmän kuin ilman tätä kaikkea kokemaani olisin koskaan tullut käsittämäänkään. Vaikka helppo tie ei ole ollutkaan, ilman tätä kaikkea minusta ei olisi tullut minä, hitusen parempi ihminen.

Tiedän nyt, ettei mitään pahaa lapselleni voi enää milloinkaan tapahtua. Tunnen tuon rauhan sydämessäni – itsekin."

Niinan tarina

Niinan tarina kertoo hänen Enkelinkosketus-listalle kirjoittamiensa viestien avulla, millaista tukea hän sai tuolta netissä toimivalta vertaistukiryhmältä alkaen surunsa alkumetreiltä, juuri saatuaan tiedon sikiönsä rakennepoikkeavuudesta.

Niinan tarina on poimittu pienin poikkeuksin lähes sellaisenaan Enkelinkosketus-listalta, jotta tuen määrä ja laatu, tuo kanssasisarten suunnaton tuki ja myötäeläminen tulisi mahdollisimman hyvin esille. Tarinasta on helppo ymmärtää millaista on tuo näiden rohkeiden naisten toisilleen antama tuki tuon suunnattoman epätoivon ja ensi järkytyksen keskellä. Kaikkia Niinan saamia vastauksia ei tähän ole listattu niiden suuren määrän vuoksi.

Ensimmäinen päivä tiedosta

Sain juuri pääsyn tänne ja aionkin heti purkaa oloani. Olen itkenyt 3 päivää. Jos minulle joku kohtalotoveri täältä löytyisi?

Viime syyskuussa sain plussan raskaustestiin. Lapsi oli toivottu ja esikoinen. Olin silloin 32-vuotias. Olimme onnesta sekaisin ja tuntui ettei tämä voisi olla totta! Mutta niin se vaan oli totta. Kävin raskausviikolla 7 toteamassa raskauden yksityisellä ultrassa. Mieletöntä, pieni vähän yli sentin mittainen ihmisen alku!

Siitä alkoikin sitten pelko. Entä jos jotain tapahtuu? Menisi kesken tai muuta. Mietin jo silloin, että onkohan normaalia pelätä koko ajan näin paljon? Kaiken lisäksi voin tosi huonosti alkuraskaudessa.

Viikolla 13 sitten menimme np-ultraan, jossa turvotusta ei ollut (1.7mm > normaali) ja kaikki oli upeasti. Isäkin liikuttui, kun näki pienen tulevan lapsemme, joka liikkui kovasti, vilkuttikin meille.

38

Olimme onnellisia ja minunkin oloni pikkuhiljaa parani. Kerroimme uutisen kaikille niille, jotka eivät vielä tienneet. "Vihdoinkin!" meille sanottiin. Olimmehan olleet yhdessä mieheni kanssa jo kauan.

Joulun jälkeen kävimme katselemassa vaunuja ja sain veljeni perheeltä heidän vanhoja vauvanvaatteeitaan kotiin, sekä turvaistuimen. Ostin soittokellon, jota soitin "Toukolle" joka ilta. Äiti kutoi pienelle töppöset. Kävin neuvolassa viikko ennen rakenneultraa, upeat sydänäänet ja kaikki oli loistavasti. Vatsa oli kasvanut jopa yli käyrien! Touko potki ja liikkui todella paljon ja isukkikin tunsi liikkeet jo vatsan päältä.

Sitten rakenneultraan. "Täällä ei nyt ole kaikki kunnossa". Tuo lause on se, joka romahdutti koko maailmamme tähän päivään asti. Sydämessä näkyy sydänvika, 2 reikää. Lisäksi kaksi kalkkikertymää sekä lievästi raja-arvoilla olevat laajentuneet munuaisaltaat. Miten voi olla? Vauvahan näytti muuten täydelliseltä. Kaikki muu oli kunnossa. Mitään ei voinut meidän silmillämme havaita olevan vialla.

Saimme lähetteen jatkotutkimuksiin kahden päivän päästä. Se oli tänään, rv tasan 20. Puoliväli! Katsottiin ultralla ja löydettiin samat viat. Sydänvika olisikin vain pahempi, kuin ensimmäinen arvio antoi ymmärtää.

Juttelua perinnöllisyyslääkärin kanssa. Kuulimme, että todennäköisyys sydänvian lisäksi johonkin kromosomipoikkeavuuteen (todennäköisesti Down) oli yli 30%. Päädyimme ottamaan lapsivesipunktion. Itkin vähän väliä. Tämän jälkeen suoraan lastenklinikalle sydänlääkärin tutkimukseen. Sydämessä vaikea vika. Kaksi laajaa aukkoa, eteisten välinen seinä puuttuu lähes kokonaan. Läppävika, vuotaa aikalailla. Kuulemma todella harvinainen muilla kuin Downlapsilla. Tällainen lapsi ei kuulemma voisi oikein elää normaalia elämää. Pahoittelut. Raskaus ei edes ehkä pääsisi loppuun asti jos läppävika pahenee. Asialle ei voitaisi tehdä mitään raskauden aikana. Leikkaus, joka olisi vaikeahko, olisi tiedossa heti syntymän jälkeen.

39

Jouduttaisiin korjaamaan varmasti useamman kerran lapsen kasvaessa. Vielä jos lapsella on Down; kaikki tämä siihen päälle. Plus mahdolliset munuaisviat.

Saamme punktion tulokset huomenna tai viimeistään maanantaina. Itse luulen kyllä tietäväni, että mitä sieltä tulee. Sitten päätös jatkosta. Ajatusta siitä, että en saa lastani enää pitää. Että minun on siitä pakko luopua, itseni ja lapsen takia. Miten tästä voi selvitä? Miksi näin piti käydä? Miksi? Touko potkii nytkin mahassa! Meidän lapsemme. Enää puolet ois ollut jäljellä ihanaa raskautta. Meidän kesävauvamme. Maailma on musta.

Niina

Olen todella pahoillani puolestasi. Vesi virtasi silmistäni kun luin viestiäsi. On todella kurjaa, että joudut odottamaan peloissasi lapsivesipunktion tuloksia, vieläpä kun lääkärit eivät viestisi perusteella antaneet paljon toivoa. On todella ikävää, että näin myöhäisessä vaiheessa epäilykset heräsivät.

Hyvä, että olet tilanteessasi löytänyt tänne meidän luokse. Kohtalotovereita täällä on. Paljon voimia ja haleja teille molemmille.

Varpunen

Meidän pikkuisen sydänvikaepäily ja aika sikiöntutkimusyksikköön (jossa Down varmistui) tulivat myös vasta rakenneultran yhteydessä. Olin myös tuntenut pienen liikkeitä jo pitkään. Kokemukseni peloista on melko samanlainen kuin sinullakin, tosin pelkäsin myös jo ennakkoon – mutta annoin raskaaksi tulolle mahdollisuuden, sillä pikku-sisarus pojallemme olisi ollut kovin toivottu. Olen kuitenkin jo yli neljänkymmenen, joten pelkoihin oli aihettakin. Niskapoimuultran jälkeen halusin kuitenkin odottaa luottavaisin mielin, kun turvotus oli kaiketi saman verran kuin teilläkin. Vaikka löydetyt viat eivät olleet (ainakaan vielä) yhtä vakavia, päädyimme vaikeiden pohdintojen jälkeen keskeytykseen.

Paljon voimia kaikille uusille, joita huomaan joukkoomme liittyneen kaiken aikaa lisää. Voimia ja valoa toivon meille kaikille.

Terhi

40

Voimia ja jaksamista sinulle Niina!

Nämä jutut aina pysäyttävät niin kovin. Voisinpa sanoa sinulle jotain lohduttavaa, mutta ei sellaisia sanoja taida olla olemassakaan? Voin vain antaa sinulle saman neuvon, jonka itsekin sain täältä ihanilta kanssakärsijöiltä: päivä kerrallaan, enempään ei tarvitse alussa pystyä. Jossain vaiheessa huomaat, että surun kanssa pystyy elämään ja pakkohan se on.

Olen samaa ikäluokkaa kanssasi ja myös meillä oli esikoinen kyseessä. Minäkin olin ehtinyt ostaa hoitopöydästä lähtien vauvatavaroita, suunnittelin vauvahuoneen remonttia, oli valmiiksi katsottuna tapetit ja boordit, elin vaalean-punaisissa (vauva) unelmissa. No sieltä tiputtiin korkealta ja kovaa, mutta tässä minä nyt olen: 4.5 kk keskeytyksestä ja elän ja hengitän edelleen ja positiivi-suuskin nostaa välillä ihanasti päätään ja niistä hyvistä päivistä on oppinut todella nauttimaan. Välillä jakselen hyvin ja välillä vähän huonommin, mutta elämä jatkuu. Muistan kyllä sen alkuajan lohduttomuuden, jota sinäkin käyt parhail-laan läpi. Se on rankkaa ja mustaa, mutta yritä jaksaa eteenpäin. Täältä saat tukea ja vahvistusta :) Täällä on upeita, vahvoja, tosi rautaisia naisia.

Maija

Voi kulta pieni, yritä jaksaa. En pysty oikein mitään kauhean lohduttavaa nyt sanomaan. Tulosten odottaminen on rankkaa, vielä varsinkin kun olet noin pit-källä raskaudessa.

Itkeä saa, mutta toivosta ei kannata ihan vielä luopua. Vaikka mulla on ylä-kerran kanssa suhteet ihan sykkyrässä, niin tämä on kyllä pienen rukouksen paikka.

Maija

Olen niin pahoillani, että sanat ei riitä. Lähetin pienen rukouksen, että lapsel-lanne ei olisi downia ja sydänvika olisi kuitenkin leikattavissa.

Tuutiki

Kiitos kaikille myötätunnosta ja kaikesta. Kiitän luojaa että löysin tänne sivuille, tuki on ollut mahtavaa, vaikka olo on niin paha etten tajua miten tästä voi selvitä.

41

Tulokset tulivat äsken ja näin siinä kävi mitä odotettiinkin, vastauksena Downin syndrooma. Itkin ja huusin, vaikka tiesin tilanteen olevan näin. Puhelu oli silti se lopullinen tuska. Eli se taitaa keskeytys olla edessä sitten. Sydänvika on jo niin paha, että varmaan ajatus tämän lapsen syntymisestä on aika mahdoton. Pahinta tässä on se, että meillä on aika lääkärin juttusille vasta maanantaina. On odotettava viikonlopun yli ja lapseni potkii koko ajan kovasti. Joka potkulla maailma romahtaa uudestaan. Tämä on ihan hirveää. Onneksi voin tänne kirjoittaa.

Oletteko muut kauan joutuneet odottamaan tiedon ja keskeytyksen välillä? Piti niin iloita raskauden puolivälistä ja ihanasta odotuksesta, nyt kun pahat oireet ovat takanapäin sekä se pahin pelko. Mutta tämä muuttui painajaiseksi. Miten te olette toimineet kaikkien vauvatavaroiden jne kanssa? Tuntuu ihan epätodelliselta.

Niina

Tämä ei nyt juuri tällä hetkellä varmaankaan paljoa lohduta, mutta mielestäni teidän tilanteessanne keskeytys on yksiselitteisesti pienen parhaaksi. Siitä voitte saada lohtua joskus myöhemmin. Nyt teillä on kaikkein vaikein aika käsillä ja on vain hyvä itkeä ja surra. Minä kulutin tuon keskeytystä edeltäneen ajan (ja sen jälkeenkin) puutarhassa kyykkien – aamusta iltaan/yöhön. Siellä pusikoissa itkeskelin ja yöllä kaaduin sänkyyn itkemään itseni uneen. Pienen liikkeitä ei juuri tuntunut pihalla kyykkiessä ja touhutessa – mutta ne tuntuivat aivan varmasti aina makuulle mennessä.

Me emme itse ehtineet vielä hankkimaan oikeastaan mitään uutta pikkuista varten, mutta olin saanut joitakin pieniä vauvanvaatteita juuri ennen tuota rakenneultraa ja ihan oikeasti en muistanut ollenkaan koko vaatteita – enkä muista edes keneltä ne saimme! Olin työntänyt nuo vaatteet ihan erään kaapin perälle ja löysin ne yllätyksekseni vasta ihan loppuvuodesta.

Oikein paljon voimia tähän hetkeen ja tulevaan!

Terhi

42

Hei Niina ja uudet ja vanhat enkelinkoskettamat!

Olen pahoillani. Tiedän tuskasi, me kaikki tiedämme tän helvetin tuskan, tuskan jota ei soisi vihamiehellekään. Mutta onneksi se muuttaa muotoaan ajan kanssa. Alussa tuntuu että elämä pysähtyy ja kääntyy, etsii syytä tapahtumaan, vihaa kaikkia. On niin kova suru! Itku ei lopu, eikä sen tarvitsekaan. On lupa käpertyä ja kärsiä, ei tarvitse yrittää olla enempää kuin jaksaisi. On lupa olla sairaslomalla monta viikkoa, on lupa ajatella omaa napaa. Omasta keskeytyksestäni on nyt 3 1/2 kuukautta ja elämä voittaa. Eivät nämä kuukaudet ole olleet helppoja. Keskeytys vaikutti myös parisuhteeseen (joka melkein päättyi). Oma mieli sai kolahduksen, ilo hävisi elämästä ja päivittäisistä rutiineista selviytyminen tuntui työläältä ja jatkuva väsymys vain pahensi oloa. Läheiset ihmiset tuntuivat ärsyttäviltä. Fyysiset vaivat (rytmihäiriöt, unihäiriöt .....) lisääntyivät. Onneksi nainen on rakennettu kestäväksi!

Potkasin itseäni persuksille ja hain apua, jota en omasta mielestäni edes tarvinnut! Ensimmäisen käynnin jälkeen olin valmis lopettamaan koko paskan. Onneksi en lopettanut. Pikkuhiljaa siitä vaan alkoi ajattelemaan positiivisesti ja lopettamaan sen ylipirteyden ja itsensä huijaamisen. Jokaisella on omat keinonsa olotilan kohentajaksi, välttelin tietoisesti asioita, jotka toivat pahan olon pintaan, esim. tällä (niin ihanalla) palstalla käyntiä piti välttää, en kestänyt lukea uusien kohtalotovereiden tarinoita, oli pakko suojella itseään, siltä raastavalta tuskalta. Aloin kuunnella itseäni, sitä mitä kehoni tarvitsee, liikunta on ollut yksi pelastajani (suklaan lisäksi).

Nyt jaksan hymyillä ja iloita. Enkä enää itke, kun ajattelen pientä enkelityttöämme, tiedän, että hänen on parempi olla taivaassa pappojensa luona. Olen ihmisenä kasvanut tapahtuman myötä. En uskonut että selviän koskaan tapahtuneesta, mutta selvisin. Niin selviät sinäkin ja me kaikki, työtä ja aikaa ja rehellisyyttä se vaatii, ainakin minulta! En tiedä jaksanko huomenna yhtä hyvin kuin tänään, mutta parhaani yritän.

Voimia meille kaikille!
Mapi

Ps. Kohtalotovereiden tapaaminen oli ensiaskel toipumiseen!
SUOSITTELEN

43

Lämmin osanotto sinulle Niina!

Juuri nyt olet siinä kamalassa tilanteessa, joka saa sanattomaksi... Kysyit, miten voisi kestää odotuksen, tuon suhteettoman pitkältä tuntuvan ajan tiedon ja keskeytyksen välillä.

Myös minä jouduin odottelemaan lisätutkimusten tuloksia, joten aikaa rakenneultrasta keskeytykseen kului noin pari viikkoa. Minulla keskeytys tapahtui rv 22, joten olin jo pitkään tuntenut vauvan liikkeet. Alkuun tilanteen odotus tuntui järkyttävältä "lisärangaistukselta", mutta muistan kuinka päivien mittaan ajatukset muuttuivat. Toisaalta oli lohdullista, että lapsi potki normaalisti – jotenkin sitä silloin ajatteli, että kaikki oli hyvin tavallaan, eikä lapsi kärsinyt. Tunsin myös saavani yhteyden lapseeni ja hyvästelin hänet hiljalleen. Kuitenkin kaiken kaikkiaan aika oli todella raskasta. Voimia sinulle ja miehellesi!

Lämpöisin ajatuksin,

Piipero

Kaksi päivää tiedosta

Tässä tulee nyt varmaan pitkästi vuodatusta. Olo on heitellyt siten, että välillä on parempi ja sitten tulee taas se pakokauhu. On nyt kulunut pari päivää siitä torstaista, kun asiat selkenivät lopullisesti. Ja Touko potkii kovasti edelleen. Välillä yritän toimia normaalisti kuten syödä, keittää kahvit, avata television; niin säpsähdän siihen, että todellakin toimin normaalisti. Kauhistun siitä, mikä tilanne oikeasti on. Ja itken. Unen saan suht helposti mennessäni nukkumaan, sillä olen niin väsynyt, etten enää pysy hereillä. Aamulla herätessäni muistan taas nykyhetken, jolloin kyyneleet tulevat taas. Kuulostelen, onko Touko mahassa elossa. Ihan niinkuin odottaisin jotenkin että se olisi kuollut sinne itsekseen. Kamalaa!

Mies on yhtä sekaisin. Välillä näyttää paremmalta, välillä hänkin repeää. Eikä me osata auttaa toisiamme, halataan välillä ja puhutaan vähän. Koitetaan ajatella tulevaisuuteen, että ehkä jonain päivänä se onni potkii. Mutta sitten taas, sen onnen piti olla tämä, toukokuussa.

44

Eikä halua uskoa tätä vieläkään, välillä tulee sekunti, ettei muistakaan ja kaikki on niin kuin ennen tätä tietoa; olen raskaana yhä. Kaikki on VIELÄ hyvin. Vaikkei olekaan sanoo järki siinä samassa! Touko ei pääse näkemään maailmaa, Touko ei pääse meidän syliin. Meidän pienellä on jo nyt niin riekaleinen sydän, ja se repii meidän sydämet jatkuvasti irti rinnasta.

En tiedä saako tästä selvää. Tänä aamuna pakkailin vähän jotain juttuja joita vauvalle oli hankittu. Vaikka kai se olis parempi tehdä sitten, kun tää on ohi. No, en ollut muistanut, että olin ostanut nyt viime isänpäivänä tulevalle isälle sellaisen pienen valkoisen bodyn jossa lukee "i love daddy" ja selässä "daddy loves me". Se sattui niin, ettei mikään muu ennen tätä. Enkä tiennyt, mitä sille tekisin. Tuossa se on turvakaukalon päällä edelleen. Muistan, kun ostin sen alkuraskaudesta hyvin varovaisesti, mutta ajatellen, että se olisi hauska tulevalle isälle. Hymysuin sitä kosketellin, kun sen ostin. Haistelinkin sitä ja kokeilin miltä se tuntuu poskea vasten, sellainen pieni, suloinen vauvanvaate.

Tuon soittorasian päätin viedä sitten jälkikäteen sinne Honkanummelle. En voisi ikinä kuunnella enää sitä sävelmää, jota se soittaa.

Tajusin just, että oon liittynyt yhteen vauva-aiheiseen kerhoon ja saan sieltä varmaan ennen toukokuuta jotain kamaa. Pitäisikö sinne soittaa etteivät lähetä? Eilen mun oli pakko ilmoitella joillekin sukulaisille ja kavereille viestillä, että meille ei nyt sitä vauvaa tule. En vain halua saada nyt jotain viestejä että hei mites mamma jakselee ja niin edelleen. Siksi oli pakko. Ja se oli tuskallista. Keskeytystä ei ole ees vielä sovittu. Se kai selkenee lisää maanantaina. Siksi tämä olotila sinne asti on niin ristiriitainen ja kummallinen. Niinkuin olisin joku irvikuva.

Ainoa asia mikä mua lohduttaa nyt on se, että voisin tulla uudestaan raskaaksi. Ja että se menisi ok. En tiedä ajattelenko samoin keskeytyksen jälkeen, mutta nyt ajattelen. Mitään muuta lohtua en nyt oikein saa mistään muualtakaan. Paitsi tämä enkelinkosketus palsta! Nämä jutut täällä ja kannustukset ja tarinat välillä rauhoittaa. Tietää ettei ole yksin.

Äiti tulee huomenna. Se on hyvä, koska juurikaan muuta tukea mulle ja miehelle ei täällä ole, ystäviä kyllä, muttei muuta perhettä kuin yksi veljeni. Suurin osa perheestä asuu pohjois-suomessa.

Kun olen lukenut teidän kaikkien tarinoita, niin huomaan ajattelevani, että mitä itse silloin tein tai missä olin kun jollekin oli keskeytys tehty; olin silloin matkoilla ja silloin tapahtui sitä jne. Ajattelen sitä, etten silloin tiennyt, että jollekin oli samaan aikaan käynyt se pahin. Sitä jotenkin yrittää eläytyä muiden kokemuksiin ja tavallaan lohduttaa jollain ihmeellisellä tavalla itseään, ettei tällaista voi ennustaa, ei mitenkään voi tietää. Lasta kun alkaa yrittämään niin se riski on vaan olemassa ja se pitää ottaa. Että en voinut tietää.

Pakko yrittää taas välillä levätä ja rauhottua. Mutta miten ihmeessä!? Miten voin käyttäytyä mitenkään muuten kuin huutaa tätä tuskaa?!

Niina

Hei Niina.
Kirjoitat niin hyvin ja sydämeen käyvästi, tiedän miltä susta tuntuu. Olen todella, todella pahoillani teidän puolestanne. Ajattelen sinua ja perhettäsi, toivon voimia näihin uskomattoman surullisiin päiviin. Laitan tähän yhden runon, jonka olen muistaakseni täältä lukenut, se lohdutti minua keskeytyksen jälkeen.

t. Inna

46

Taatusti hän kuulee.

Hän katselee sinua varmasti kaiken aikaa.

Ehkä hän on nyt onnellinen.

Ehkä joiden kuiden ei ole tarkoituskaan jäädä meidän elämäänne pysyvästi.

Ehkä jotkut ovat vain läpikulkumatkalla.

Ehkä he täyttävät tehtävänsä nopeammin kuin muut.

Heidän ei tarvitse vitkutella täällä sataa vuotta saadakseen kaiken kuntoon.

He hoitavat hommansa tosi nopeasti, jotkut.

Jotkut ikään kuin käväisevät elämässämme antamassa meille jotakin, tuovat lahjan ja opettavat meille jotain tärkeää, ja se on heidän tehtävänsä meidän elämässämme.

Hän opetti sinulle varmasti jotakin.

Ehkä hän opetti rakastamaan, antamaan ja välittämään.

Se oli hänen lahjansa sinulle. Hän opetti sinulle paljon, ja sitten hän lähti.

Ehkä hänen ei yksinkertaisesti tarvinnut viipyä pitempään.

Hän antoi lahjansa ja oli sitten vapaa jatkamaan matkaa, mutta häneltä saamasi lahjan sinä saat pitää ikuisesti.

-tekijä tuntematon-

Hei Niina!

Tarinasi kouraisi syvältä – niin kuin kaikki kohtalot täällä – sillä ajatuksesi olivat kuin toisintoja omista ajatuksistani yli puolentoista vuoden takaa. Olet ollut kovasti ajatuksissani. Tiedätkö, tästä selviää, vaikka usko siihen nyt olisi hataraakin hatarampi. Aikaa se tosin vaatii ja itkua ja tuskaa. Tämä todennäköisesti on elämäsi rankimpia kokemuksia, mutta sinä ja te selviätte. Mutta ainakin meitä, miestäni ja minua, tämä muutti lopullisesti. On entinen elämä ja sitten tämä nykyinen ja menetyksestä selvittyämme en osaisi kuvitella elämääni ilman tätä kokemusta. Vanhenin hetkessä valtavasti, minusta karisi käsittämätön määrä naiiviutta. Vuosia omillani asuneena ja jo naimisissa olevana olin säilynyt perheen huolettomana kuopuksena. Yhtäkkiä se olin kuitenkin minä, joka elin pahinta painajaista ja surua. Jackpot. Lottovoitto. Millä käsittämättömällä todennäköisyydellä viallinen

47

munasolu hedelmöittyy terveellä, nuorella ihmisellä? Menetyksen myötä tuntui, että koko elämän perusturvallisuus järkkyi. Syvimmästä surusta selvittyänikään en uskaltanut luottaa siihen, että kaikki voisi mennä hyvin. Että vielä joskus voisin tulla raskaaksi. Että joskus todella voisin saada terveen lapsen kotiin saakka.

Me jouduimme luopumaan hartaasti odottamastamme esikoisesta toukokuussa 2005, kun rakenneultrassa huomattiin, ettei hänellä tässä maailmassa ollut elinmahdollisuuksia. Meilläkin ultra oli tasan rv20, iloitsin sinä aamuna raskauden puolivälistä ja kasvavasta vatsasta ja sitten kaikki romahti hetkessä ja maailmamme kääntyi ylösalaisin. Elämämme suurin ilo vaihtuikin täysin epäodotuksenmukaisesti sysimustaan suruun.

Meillä väliä tulosten ja keskeytyksen välillä oli 10 päivää. Aluksi odottaminen tuntui kidutukselta, mutta sitten ajattelin, että ehkä kuitenkin oli parempi, että mieli ehti taipua väistämättömän edessä ja sain hiljaisesti hyvästellä pikkuisemme. Minäkin sain nukuttua, uni olikin armahtavaa. Tuska hyökyi päälle heti herättyä. Olemme jälkikäteen mieheni kanssa puhuneet, että emme oikeastaan muista noista päivistä mitään. Mitä teimme? Mitä ajattelimme?

Teillä on mustista mustin aika menossa. Valitettavasti muuta tietä ei ole kuin vaeltaa sen läpi. Lohdullista siinä on ainoastaan se, ettei tuskaa tarvitse kestää kuin yksi hetki kerrallaan. Älä edes yritä ajatella elämää viikon, kuukauden tai vuoden päähän. Anna surun tulla ulos sellaisena kuin se tulee. Tunneskaalaa todennäköisesti riittää surusta, vihaan, katkeruuteen ja kaikkeen noiden väliltä. Jokaiselle tunteelle ja mustalle ajatukselle on minun mielestäni oikeutus. Sinulla on oikeus olla katkera vaikka koko maailmalle! Täällä jos missä on niiden mustimpienkin ajatusten ymmärtäjiä. Useimmilla suru aaltoilee, välillä on helpompaa ja välillä tuska ja itku puskevat pintaan ajasta ja paikasta välittämättä. Ota apua sieltä, mistä sen helpoiten saat. Voit varautua siihenkin, että toiset menevät surusi edessä aivan lukkoon ja toisaalta voit saada olkapäätä sieltä, mistä sitä et odottanut. On hyvä, että äitisi tulee luoksenne. Oma äitini eli syvästi suruamme, kuten omasi teidän.

Ymmärrän ajatuksesi epäonnistumisesta. Itse koin samaa, sillä pienokaisemme vaikeudet johtuivat minun viallisesta munasolustani. Tieto siitä oli murskaava, vaikka järjellä ajateltuna ja nyt ajan takaa tottakai ymmärrän, että kyse on vain epäonnesta. Et olisi voinut tehdä mitään toisin!

Haluan myös kertoa, että pienokaisemme syntyessä koettiin kaikesta huolimatta kaunis elämän ja syntymän ihme. Saimme pikkuruisen tytön syliimme hyvästeltäväksi. Sitä hetkeä olin pelännyt, sillä en tiennyt, miten siihen

48

suhtautuisin. Kun hän sitten syntyi, se ei ollut lainkaan pelottavaa, se oli kaunista. Muistot hänestä seuraavat meitä halki elämämme. Ei mene päivääkään, etteikö pikkuinen olisi ajatuksissani. Tuska on muuttanut ajan mittaan muotoaan kaipaukseksi. Haluan uskoa, että joskus, jossain, jotenkin me vielä tapaamme ja saan hänet syliini uudelleen. Nyt hänellä on parempi jossain muualla.

Itse en tiedä, miten olisin selvinnyt ilman tätä palstaa, vaikka tukena olikin mieheni ja ystävät ja perhe. On aika olla hiukan taustalla tällä palstalla, mutta ikuisesti olen kiitollinen teille kaikille uskomattomille naisille, jotka minua suosta nostitte.

Niina, pitäkää toisistanne huolta! Mikään suru ei ole yhtä yhteinen kuin tämä. Ole luottavaisin mielin, sairaalassa olette hyvissä ja ymmärtävissä käsissä. Sain täältä aikanaan ohjeen, jonka laitan jakoon: Hetki kerrallaan, enempää ei vaadita.

Lämpimin ajatuksin
Huippis

Hei Niina
Muistan itse sen mustan viikon, tiedon saannista keskeytykseen. Uni tuli hyvin illalla väsymyksestä johtuen, ja päivät olivat todella sekavia. Toivoin myös, että pieni olisi kuollut vatsaan itsekseen, että olisin itse säästynyt kohtalosta päättää pienen puolesta. Toisaalta katselin vieläkin, loppuun asti, ihailevasti omaa mahan alkua, mikä jo erottui joka kulmasta.

Mieheni kanssa meillä tuo aika oli "hiljaisuuden viikko". Emme juurikaan puhuneet, kaikki tunteet ja ajatukset olivat nähtävillä ilman puhettakin. Lohtuna oli vain toisen syli, johon käpertyä.

Pelkosi siitä onko Down perinnöllistä, on nähtävissä koetuloksissa. Kaiken kurjan jälkeen olen itsekin pelännyt, että kaikki tämä tulee toistumaan uudestaan, vaikka minulle sanottiin, että kromosomihäiriö oli sattumanvarainen. Tämä on varmasti aivan normaalia ja yleistä.

Hyvä, että voit olla äitisi kanssa, kukapa paremmin osaisi tuntea surua toisen puolesta kuin oma äiti. Ystäväni kerran sanoi minulle, että huoli omasta lapsesta alkaa heti, kun näkee ne kaksi punaista viivaa raskaustestissä, ja se huoli ei lopu koskaan. Näinhän se on. Ja äitisi on nyt varmasti huolissaan sinusta. Äitisi

49

varmasti ymmärtää tilanteesi, eikä hän varmasti halua, että tunnet jonkinlaista häpeää itseäsi kohtaan. Eihän tämmöinen ole kenestäkään riippuvainen, eikä kenenkään vika.

Olen onnellinen puolestasi, että tällä hetkellä asut paikkakunnalla, jossa voidaan tarjota Honkanummen kaltainen paikka. Itse asun pohjoisessa ja täällä ei ole paikkaa, jonne pienten vauvojen tuhkat siroteltaisiin. En nähnyt pientäni, koska en ollut ottanut näkemistä puheeksi ennen keskeytystä, ja sen jälkeen olin liian väsynyt edes miettiäkseni sitä. Loppujen lopuksi halusin nähdä esikoispoikani, mutta hänet oli viety jo pois. En saanut edes hänen tuhkiaan. Suosittelen, että keskustelet näistä mahdollisuuksista ennen toimenpidettä, vaikka et ehkä haluaisikaan nähdä pientä. Mieli voi muuttua, kuten kohdallani kävi.

Kuten runossa sanottiin, tällä kaikella on varmasti jokin tarkoitus. Ehkä se on niin, että joidenkin tulee elää kauan, ennen kuin tehtävänsä on täyttänyt, joidenkin vain pieni hetki.

Voimia teille ja lämpimiä halauksia.

Terveisin,

Heidi

Viides päivä – paniikki nostaa päätään

Hei taas. Ja kiitos kaikesta tuesta! Se runo, jonka joku laittoi, lohdutti todella paljon! Ja tulee vielä tekemään sitä varmasti myöhemmin.

STY:n reissu eilen ei tuonut mitään uutta, kerrottiin samat asiat ja sitten kerrottiin meidän Toukon olevan kuten odotimmekin poika. Päätimme antaa hänelle kunnon nimen, Toivo. Se kun on ainoa mitä meille pienestä jää, toivo. Sitäpaitsi Toivo on kaunis nimi.

Huomenna se sitten alkaa, ensin haen Mifegynen aamulla ja sitten torstai aamuna pitää mennä takaisin. Vasta sitten itse toiminta kai alkaa. Ellen jää huomenna yöksi. Enkä jää, jos ei ole pakko. Koko NKL rakennus aiheuttaa vain ahdistusta ja masennusta.

Paniikki alkaa nostella päätään vaikka olen yrittänyt tämän

itselleni selittää varmaankin jo yli tuhannen kertaa. Viime yönä näin unta, jossa lapseni oli syntynyt, elossa ja puettu, ja minä hyvästelin häntä, ja hän oli suloinen! Se ei kyllä ollut painajaisuni, mutta jäi kaivelemaan. Kuinka minä voin ottaa huomenna sen lääkkeen ja tappaa lapseni? Kertokaa, miten teillä meni se päivä, tunsitteko mitään? Tapahtuiko mitään? Vai vasta sitten seuraavana päivänä kun kaikki käynnistetään niillä lääkkeillä?

Mua pelottaa hirveesti itse synnytys. Sekin, että voiko siitä tulla jotain komplikaatioita siten, että siitä tulisi lisää vastoinkäymisiä? Kaikesta huolimatta olen päättänyt olla reipas tyttö. Helpommin tietenkin sanottu kuin tehty. Huominen minua pelottaa enemmän. Mutta kai sen kestää, olettehan tekin kestäneet.

Tämä epävarmuus tästä teosta ylipäätään on kai se pahin asia. Sen jälkeenhän en enää ole raskaana. Masu katoaa. Elämä katoaa? Elämä jatkuukin?

Jos vielä tässä vaiheessa jotain helpottavia tai vähemmän helpottavia vinkkejä/sanoja jollain löytyy niin otan ne kiitollisena vastaan.

Päätimme ainakin nyt, että aiomme katsoa lastamme. Ettei hän tai koko asia jäisi kummittelemaan. Pelkään vaan, että jos hän on virheetön niin kuin unessani, pääsenkö koskaan yli tästä?!

Niina

Hei Niina!
Itse pelkäsin keskeytystä enemmän kuin mitään muuta aikaisemmin. Menin osastolle täristen ja itkien ja jopa omahoitaja ja lääkäri olivat huolissaan jaksamisestani.

Kaikki meni kuitenkin hyvin. Mifegynen jälkeen tunsin illalla pientä nipistelyä vatsassa, en muuta. Psyykkisen järkytyksen takia minulle suositeltiin osastolle jäämistä, mutta palasin kuitenkin kotiin. Seuraavana aamuna palasin taas

51

täristen ja omahoitaja oli saanut lääkäriltä luvan antaa minulle rauhoittavia. Ne helpottivat oloa ja rauhoituin kummasti.

Keskeytys meni fyysisesti paljon helpommin kuin olin ajatellut, henkinen puoli on vielä hiukan niin ja näin...

En kykene tuottamaan kovin järkevää tekstiä, mutta uskon että selviät koettelemuksesta! Kirjoita huomenna kuulumisia tänne jos vaan jaksat.

Tuuliainen

Olen myötätunnolla seurannut tarinaasi, vaikken ole tänne vähään aikaan kirjoitellutkaan. Kyllä sinä siitä hengissä selviät, täällä palstalla on meitä monta, jotka ovat keskeytyksen jo kokeneet. Kauheaahan se tietenkin on. Toivottavasti miehesi tulee tueksesi itse keskeytykseen, tarvitset nyt kaiken tuen mitä vain on tarjolla!

Mifegyne ei aiheuttanut itselleni minkäänlaisia (fyysisiä) oireita. Itse keskeytys oli rankka tapahtuma. Fyysiseen kipuun on kuitenkin olemassa onneksi kipulääkkeitä. Jos kivut ovat tosi kovat, kannattaa varmasti pyytää epiduraali loppuvaiheessa. Petidiini (annettiin piikkinä) ei itselleni sopinut, teki olon vain sekavaksi ja huonovointiseksi (oksensin), muttei auttanut juurikaan kipuun. Mutta se on kai hyvin yksilöllistä.

Oman kokemukseni mukaan ainakin päiväkätilöt Naistenklinikalla ovat ymmärtäviä ja ammattinsa osaavia, mikä on hieno juttu (oma poikani tosin syntyi yöllä, ja vuorossa olleesta yököstä en tykännyt, kun jouduin lääke- ja kipuhouruissa hänen kanssaan kipulääkityksestä vielä vänkäämäänkin. Kuulin sitten, kun pääsin synnytyssaliin, ettei hänellä ollut kätilön koulutustakaan, mikä lie.. no itse synnytyksessä avustanut kätilö olikin sitten taas ihana..)

Sinulle tarjotaan varmaan huomenna nukahtamislääke ke–to -yötä varten, jotta saat nukuttua edes jonkin verran ennen varsinaista keskeytystä. Tapahtuma vie voimat, joten suosittelen lääkkeen ottamista.

Pidäthän itsestäsi huolta, ja samaa toivon lähipiiriltäsi. Jos vain jaksat, yritä hemmotella itseäsi huomenna jotenkin, jos se saisi edes piirun verran ajatuksia joskus muuallekin. Itse mutustin pizzaa ja katsoin kyynelsilmin lempparielokuvaani "Taru sormusten herrasta" nauhalta (varoituksen sana: mitä ikinä teetkin, se leimautuu kyllä sitten jälkeenpäin aina keskeytykseen. Tai ainakin minulle TSH näyttäytyy ihan eri näköisenä kuin ennen, enkä enää tiedä, pidänkö edes siitä..)

52

Itseäni on jälkikäteen auttanut kovasti tämä palsta sekä ne ymmärtäväiset ystäväni ja sukulaiseni, jotka ovat jaksaneet tilitystäni kuunnella. Vieläkin mietin, pitäisikö turvautua ammattiapuun, sekin varmasti olisi paranemista auttava tekijä.

Toivo on aivan ihana nimi. Ja sun ei nyt tarvitse olla reipas, kun maailma on juuri romahtanut ympäriltäsi. Voimaa tulevaan!

Maija

Niina:
Lähetän sulle voimia ja kannustusta seuraaville päiville. Olet ollut ajatuksissani usein, muistan niin hyvin nuo päivät, joita pelkäsin etukäteen enemmän, kuin mitään muuta koskaan ennen. Näin jälkikäteen muisteltuna mulle vaikein päivä oli kuitenkin se päivä, kun lääkäri kertoi meille, ettei pikkuisellamme ollut mitään toivoa elää tässä maailmassa.Se päivä, jolloin päätös keskeytyksestä oli tehtävä.

Ensimmäisen pillerin kävin ottamassa osastolla ja lähdin pois heti, kun keskustelut lääkärin ja kätilön kanssa oli käyty. Mitään oireita tuo lääke ei aiheuttanut ja pikkuinen liikkui mahassa edelleen. Aina potkun tuntiessani tuntui, kuin sydän olisi revitty rinnastani, mutta henkisesti olo oli kuitenkin kohtalainen, melko rauhallinenkin, varmaan jonkinlainen shokkitila.

Varsinainen keskeytys/synnytyspäivä oli kaikessa tuskaisuudessaan melko rauhallinen. Parempaa hoitoa en ole koskaan saanut, kuin osastolla 30 sain, henkilökunta oli todella ymmärtäväistä ja osaavaa ja tämä helpotti varmasti osaltaan oloani samoin kuin tietysti mieheni horjumaton tuki. Kuten tuolla joku aiemmissa viesteissä kirjoittikin, syntymä oli kaunis ja rauhallinen ja hyvästelimme pienen suloisen poikamme kaikessa rauhassa, silitimme pientä poskea ja kättä ja toivotimme hyvää matkaa paikkaan parempaan.

Tänään on tasan kuukausi tuosta päivästä, enkä ennen tätä ole asiasta kirjoittanut. Tapahtuneen muistelu saa vieläkin kyyneleet valumaan solkenaan pitkin poskia, mutta kannustuksena tahdon sanoa, että kaikesta tästä voi selvitä, aikaa se vie ja tuska ja suru on jokaisen käytävä läpi omalla tavallaan. Turvaudu mieheesi ja läheisiisi ja luota henkilökunnan ammattitaitoon ja apuun.

Voimia sinulle ja miehellesi!
Sanna

53

Olen lukenut vedet silmissä viestejäsi, joista kyllä huomaa miten odotettu ja rakastettu vauvanne on. Mitkään sanat eivät varmasti lohduta nyt, mutta yritä muistaa, että olette tehneet päätöksenne vain pikkuisenne parhaaksi. Meidän päätöksemme jälkeen pidin itseäni ihan hirveänä ihmisenä, mutta keskustelu sairaalapastorin kanssa helpotti oloa hieman. Pastori kertoi, että hänen luonaan on käynyt myös vanhempia, jotka ovat päättäneet pitää sairaan lapsen ja he ovat sanoneet, että olisivat päättäneet toisin, jos olisivat tienneet mitä on tulossa. Pastorin kertoma auttoi minua ymmärtämään sen, että joskus on armollisempaa pienelle päästää hänet menemään. Nämäkin vanhemmat varmasti rakastavat lastaan yli kaiken, mutta tuska sairaan lapsen tilanteen takia voi olla musertava.

Omaa keskeytystä ei voi sanoa kivuttomaksi, mutta pärjäsin kivun kanssa siedettävästi. Sain paljon kipulääkkeitä ja olo oli loppuvaiheessa tokkurainen. Näit unta, että vauvanne oli kaunis ja niin hän todennäköisesti onkin teille.

Meidän vauvamme oli kaunis myös, vaikka ulkoiset kehityshäiriöt olivatkin nähtävillä. Syntymän jälkeiset hetket ovat jääneet mieleen muistona, jota tulen vaalimaan. Aika tuntui pysähtyneeltä ja katselimme lastamme pitkään. Halusin sanoa jonkun rukouksen, mutta olin niin tokkurassa, että en muistanut yhtään. Miehelle tuli joku iltarukous mieleen ja sen sitten lausuimme.

Keskeytyksestä on nyt puoli vuotta ja olen kutakuinkin hyväksynyt sen, että meille kävi näin. Ikävöin paljon vauvaamme, mutta se ei ole enää pohjatonta ja lohdutonta niin kuin jossain vaiheessa.

Voimia teille tuleviin päiviin,

Tuutiki

Hei Niina,

paljon voimia teille tähän päivään ja huomiselle. Kirjoituksesi ovat niin koskettavia ja nostavat kyyneleet silmiin ja taas omat kokemukset mieleen, vaikka keskeytyksestä on jo yli yhdeksän kuukautta ja elämä on alkanut palata uomilleen.

Oletkin jo saanut paljon hyviä kokemuksia ja neuvoja, lisään vielä vähän omia muistojani.

Keskeytyspäivänä ei todellakaan tarvitse olla vahva jos ei siltä tunnu. Jokainen reagoi tavallaan, eikä mikään ole oikeampi tai huonompi tapa kuin muilla. Minulle hoitaja sanoi vähän huolestuneena, että ei tunteita tarvitse padota, itke vaan jos itkettää! Minusta tuntuu etten oikein edes vielä silloin tajunnut mitä

54

tapahtuu, tyhjyys iski vasta kun lähdimme kotiin ilman lasta ja ilman kasvavaa vatsaa. "Ensisynnyttäjänä" jännitti tietysti suorituspuolikin, mutta hoitajat Naistenklinikalla olivat ihania ja osaavia. Synnytys kesti koko päivän aamukahdeksasta iltaan saakka, ja jouduin sen jälkeen iltayöllä vielä kaavintaan. Kaavinta ei ollut paha kokemus, vaikka sitä pelkäsinkin. Jäin sairaalaan yöksi, en olisi jaksanut kotiin lähteäkään, ja nukkuminen tuntui tosi hyvältä.

Kipulääkettä sain tarvittaessa (supistukset kestivät melko kauan), vaikka eivät lääkkeetkään kaikkea kipua poistaneet. Henkinen puoli tuntui kuitenkin pahemmalta kuin fyysinen kipu. Cytotecit aiheuttivat supistusten lisäksi vain palelua ja vähän epämääräisen olon, ilmeisesti kipulääkkeet taas pienen pöhnän ja nukahtelin muutaman minuutin pätkissä. Mahdollista kaavintaa varten en saanut puolesta päivästä alkaen syödä tai juoda, ja sainkin tipan jossain vaiheessa käteeni.

Loppujen lopuksi itse syntymä oli sitten hyvin nopea tapahtuma. Mieheni oli mukanani päivän ja lähti yöksi kotiin. Käytäntö on, ettei miehiä huolita sairaalaan yöksi. Voi olla, että kinuamalla olisi paikka järjestynyt, mutta meille sopi näinkin. Sanoimme pojalle hyvästit, ja jälkeenpäin olen katunut sitä, etten ottanut häntä syliin tai edes koskettanut. Ottakaa hyvästelyyn riittävä aika, sillä hetkellä ei ole kiire mihinkään.

Kaikki me olemme siitä päivästä selvinneet tavalla tai toisella, niin selviät sinäkin!!
Ja Niina, kyllä elämä jatkuu tämän jälkeenkin. Tästä palstasta on ollut mulle ihan korvaamaton apu selviämisessä.

Halauksia ja jaksamista!
Kristiina

Hei Niina!
Muutamia rohkaisun sanoja, toivottavasti..
Kyllä sinä hienosti selviät! Minäkään en ole eläissäni mitään niin paljon pelännyt kuin keskeytystä. Jostain ilmestyy kyllä voimia sitä mukaa, kun niitä tarvitset. Kivunlievitystä saa niin paljon kuin tarvitsee. Itse jouduin/pääsin lopulta synnytyssaliin ja sain ilokaasua ja epiduraalin. Olet osaavissa ja empaattisissa käsissä osasto 30:lla.

55

Minulle Mifegynistä ei tullut mitään oireita, mitään ei tapahtunut. Mutta hysteerisen itkun kanssa sen nielin. ;-((((Itke jos itkettää, nuo hoitajat ja kätilöt ovat tottuneet siihen, siellä ei tarvitse tunteitaan hävetä. Mielestäni täällä on ollut puhetta siitä, että lapsen elämä ei pääty tuohon lääkkeeseen vaan tuon lääkkeen tehtävä on mm. pehmittää kohdunkaulaa. Mutta totisesti meistä jokainen tietää, mitä tarkoitat. Helpottava on myös tieto siitä, että pienet eivät koe kipua. Minä olin keskeytyspäivän jopa käsittämättömän tyyni. Aamulla kotoa lähtiessämme itkin, sillä tiesin, ettei pikkuinen tuon hetken jälkeen saisi palata kanssamme kotiin. Sairaalassa itku tuli todenteolla vasta, kun pieni tyttömme oli syntynyt ja sain hänet syliini. Kai sitä jotenkin keskittyi vain siihen itse "tekniseen" tapahtumaan ja sietämään kipua.

Monet täällä ovat todenneet, että pikkuiset ovat hyvin kauniita ja täydellisen näköisiä mutta kuitenkin niin, että heistä näkee, ettei elämän edellytyksiä olisi ollut. Niin oli meilläkin. Pienen pienissä sormissa ja varpaissa oli kynnet. Huuli kaartui kauniisti ja korvat olivat hurmaavat. Raajat olivat kuitenkin kehittymättömät ja muun muassa kaksi sormea oli taudinkuvan mukaisesti yhteen kasvaneet, nilkat hassussa asennossa. Silti tyttö oli kaunis, aivan ihana. Hän oli sisälläni kasvanut! Omani. Tuntui uskomattomalta saada tuo hauras pieni syliin. Saimme rauhallisen hetken hänen kanssaan. Ihastelimme häntä itkien ja hyvästelimme. Kerroimme, kuinka paljon häntä rakastimme ja että emme koskaan häntä unohtaisi. Lupasin, että tapaamme vielä. Kun olimme valmiit, kätilö tuli ja kääri hänet valkeaan liinaan. Pikkuinen matkasi samassa sängyssä kanssani osastolle, siellä annoimme hänet pois. Olen useaan kertaan täällä todennut, että pienen tyttömme syntyessä koettiin kaikesta huolimatta syntymän ihme. Tunnelma oli epätodellinen, kun pitkän päivän päätteeksi hiljaisina ajoimme kotiin. Oli kaunis kevätilta, hämärä ja lopulta pimeys laskeutui. Olo oli toisaalta helpottunut, että olimme selvinneet pahimmasta edessä, toisaalta vain kumisin tyhjyyttä.

Minä – ja itse asiassa aika moni muukin täältä – jouduin kaavintaan noin viikon kuluttua keskeytyksestä, kun kohtuun oli jäänyt paloja istukasta. On siis (valitettavasti) aika tavallista. Kaavintaakin pelkäsin aivan valtavasti, olin aivan varma, että onnistuvat tärväämään poloisen kohtuni. Niin ei kuitenkaan käynyt, vaan siitä lähti fyysinen toipuminen käyntiin, kun tulehdukselta vältyttiin. Kaavinta on siis pienempi paha kuin tulehdus ja toimenpiteenä yllättävänkin pieni.

56

Jos siltä tuntuu, kannattaa osastolla tavata NKL:n sairaalapastori. Hän on lempeä nainen ja puhui viisaasti ja kauniisti. En ole erityisen uskonnollinen, mutta tuntui jotenkin lohduttavalta, että hän luki Herran siunauksen tytöllemme, kun pikkuinen vielä oli vatsassani. Mieleen ovat myös jääneet hänen sanansa siitä, että toisinaan tällaisen päätöksen eteen joutuu suurimmasta rakkaudesta.

Olo on varmasti torstaina kirjaimellisestikin tyhjä. Mutta aika auttaa. Toivo kulkee mukananne. Oman "aikalaiseni" (tältä listalta) esikoispoika oli myös Toivo ja nyt heillä on kotona elävä pieni poika. Että onneksi se elämä usein jatkuu, vaikka juuri nyt ei siltä tunnu.

Voimia huomiselle ja torstaille. Pitäkää toisistanne huolta. Olet ajatuksissani.

Huippis

Hei Niina,

vielä viime hetkellä sinulle jaksamista mukaan. Täällä moni ajattelee sinua ja on hengessä mukana. Itse keskeytystä ei tarvitse pelätä, olet osastolla hyvissä käsissä. Saat ihan rauhassa olla heikko tai vahva tai epätoivoinen tai murtunut tai ihan mitä vaan, ihan miltä silloin tuntuu. Sinusta pidetään kyllä huolta siellä. Omasta kokemuksestani haluaisin korostaa niinkuin monet muutkin ovat täällä sanoneet, että hyvästeille kannattaa ottaa aikaa ja lähettää pikkuinen rauhassa Taivaan kotiin (minä uskon näin). Minä olin ajatellut etukäteen, etten pysty katsomaan pikkuista, mutta onneksi muutin mieleni viime hetkellä. Nyt jälkikäteen harmittaa että vilkaisin pientä niin nopeasti. On niin kova kaipuu nähdä hänet uudestaan.

Heli

57

Kuudes päivä

Oli tullut niin paljon rohkaisevia sanoja ja tukea etten tiedä miten kiittää! Kiitos kaikille. Kun luin viestit, minua ei pelottanut enää niin paljon. Lääke ei ole ainakaan vielä vaikuttanut mitenkään. Pahinta oli tuo hetki, kun piti ottaa se lääke, ei itkustani meinannut tulla loppua. Sain sen kuitenkin lopulta nieltyä silitelleen samalla vatsaani, miehenikin itkiessä vieressä.

Tietenkin huominen vähän pelottaa, mutta sain nukahtamislääkettä, joten luultavasti saan sitten ainakin nukuttua. Kuudelta pitäisi aamulla nousta. Ihan uskomatonta tämä tuki täällä, miten minä olisinkaan hajonnut ilman tätä paikkaa.

Huomenna sitten. Tilitän varmastikin kaiken, kun tämä on ohi. Nyt taidan yrittää mennä päiväunille.
Niina

Voimia sinulle kovasti! Mun ihana neuvolakätilö sanoi ennen keskeytystä että kyllä sä siitä selviät. Silloin ei tuntunut siltä, mutta niin vain otin ja selvisin (fyysisesti). Ja kuten täällä jo todettiin, niin olet todella hyvissä käsissä siellä osastolla.
Tuuliainen

Niina.
Paljon voimia huomiselle, sinulle!
Toivottavasti saat nukuttua edes vähäsen.
Hengessä mukana,
Piipero

ps. Yksi ajatus, mikä itseäni on joskus vaivannut keskeytyksen jälkeen, on se, etten ymmärtänyt silloin siinä hetkessä pyytää pienemme jalan / kädenjälkeä muistoksi hänestä hänelle tekemääni muistokirjaa varten. Jos jotakin jälkeenpäin voisin tehdä toisin, pyytäisin kätilöä nuo pienet jäljet ottamaan. Sekä sen surullisen kuuluisan valokuvan, joka sekin meidän kohdallamme jäi kännykällä napsaistuksi.

Lapsemme on poissa – päivä 22

Niinhän se tuli, se aika jolloin keskeytys on sitten ohi. En ole saanut aikaiseksi kirjoittaa aiemmin, olen vain maannut, itkenyt ja ollut tokkurassa. Aloitan alusta. Ja selitykseni on pitkä. Minua kirjoittaminen helpottaa kovasti. Teksti voi olla aika sekavaa, mutta olen itsekin kovin sekava vielä. Jos joku ei sitä jaksa lukea, niin ihan kuulumiset ja tunteet poikamme katsomisesta löytyy sitten lopusta, merkkaan keskeytystapahtumat viivalla.

Mifegyne ei tosiaan vaikuttanut minuun millään lailla, vielä keskeytystä edeltävänä yönä heräsin yöllä kipeään ja kovaan potkimiseen. Vauvani oli todella liikkeessä, sen jälkeen oli vaikea saada unta enää, tietäen mitä olisi aamulla edessä. Valvoinkin sitten aamuun asti tuntien rakkaan lapseni potkut vatsassani. Lähdimme syömättä mitään Naistenklinikalle, itku kurkussa, aika turtana tunteista. Aamuruuhkassa satoi vettä. Aamu oli juuri niin kamalan ankea kuin se vain voisi olla. Myöhästyimme vähän. Pukiessa sairaalan vaatteita päälleni, tuli sitten päivän ensimmäinen todellinen itku. Ja se taisi jäädä myös päivän viimeiseksi.

Joskus ennen yhdeksää minulle tultiin laittamaan ensimmäiset tabletit kohdunsuulle. Ei meinannut onnistua, koska pyristelin vastaan, en voinut sille mitään, kroppani jännitti automaattisesti niin paljon vastaan, että hoitaja ei meinannut päästä tabletteja laittamaan. Kun oikein yritin rentoutua niin lopulta ne saatiin laitettua, juuri ja juuri. Se oli kamalaa. Samalla annettiin pari erilaista kipulääkettä suuhun. Tämän jälkeen minulle tuotiin aamiainen. Sitä en kuitenkaan voinut syödä, sillä lääkkeiden vaikutus alkoi heti rajuna. Kivut alkoivat ja kestivät sitten koko ajan paheten seuraavat 15 tuntia.

Alkuun oksensinkin, onneksi se ei jatkunut pitkään. Petidiini (vai mikä se oli?) ei vaikuttanut juuri ollenkaan, palelu vain vähän helpotti. Sain myös pahoinvointilääkkeen. Parhaiten kipuihin tehosi

59

lääke jonka nimeä en muista, joku leikkauskipulääke. Sitä pistettiin kankkuun pariinkin otteeseen päivän aikana. Sain kipulääkettä koko päivän aikana todella monta kertaa. Välillä supistukset lievenivät ja sain torkuttua kevyesti. Mitään en saanut juoda minäkään, joten jano oli kauhea, huuleni menivät ihan rakoille. Yritin välillä myös kävellä vähän mieheni talutusotteessa.

Sairaalapastori kävi jossain vaiheessa luonamme, hän ei juuri puhunut mitään. Enkä minä kivuiltani oikein edes ymmärtänyt kunnolla hänen olevan siinä. Meille kerrottiin, että hän haluaa tavata, jos me haluamme siunauksen. Halusimmehan me. Luulimme hänen tulevan sen vuoksi. En tiedä sitten mitä tuossa tapaamisessa olisi pitänyt tapahtua. Hän kyllä kertoi milloin siunaus on ja jotain käytännöistä. Ei juuri muuta.

En alkanut vuotaa vertakaan vaikka Cytotec:iä oli laitettu jo 3 kertaa. 4. kerta (noin klo puoli 6 illalla) tehosi sen verran että aloin vuotaa ihan vähän, mikä voisi olla sen merkki, että sikiö saattaisi syntyä saman päivän aikana. Mitään ei kuitenkaan tapahtunut. Hoitajat, jotka kummatkin olivat mukavia, olivat ehtineet jo vaihtua, mutta tuntui että eivät oikein olisi jaksaneet kipuiluani ja tietenkin hermostuivat vähän kun sisätutkimus oli niin vaikeaa joka kerta, laitoin vastaan koko ajan. En yksinkertaisesti voinut sitä hallita!

Jossain vaiheessa soitin kelloa pyytääkseni taas lisää lääkettä. Silloin luokseni tuli nainen, joka mielestäni oli tuonut aamupalaa, en siis tiedä oliko hoitaja. Hän totesi, että kivut kuuluvat tähän, ei tämä kivutonta ole. Silloin turhautti. Toki sen tiesin, mutta tarkoitushan oli että kipuja voi koittaa helpottaa. Mietin vain että kun kuitenkin oli sanottu että kipua ei tarvitse kärsiä. Myönnän kyllä sen, että olin aika sekaisin henkisesti, kun noita lääkkeitä otin. En esimerkiksi itkenyt vieläkään yhtään. Tosin olin niin kipeä, että ehkä sitä vain työnsi tunteet jonnekin sivummalle ihan väkisin. Elin painajaistani koko ajan hyvin hitaasti eteenpäin.

Iltavuorossa ollut hoitaja tuli sanomaan heippa sitten joskus puoli yhdeksän aikaan. Hän antoi vielä viidennet Cytotec tabletit suuhun. Sanoi aloittavansa aamulla uudestaan, jos tänä iltana ei enää tapahdu mitään. Silloin tuli paniikki. En ollut varautunut siihen, että kaikki kestäisi niin kauan. Hän sanoi myös, että miehen pitäisi lähteä kotiin klo 22. Minun tärkein tukeni! Hän oli kaikkeni sillä hetkellä. Järkeni ja ruumiinikin, enhän voinut itse liikkua. Vaikka kuinka pyysin, että saisi jäädä, sanoi vaan, että tämä sama keskustelu käydään kaikkien kanssa, mutta ei auta. Tuntui niin pahalle. Mies oli ollut mahtavana tukena koko päivän. Hän oli hieronut, pitänyt kädestä, maannut vierelläni ja tyhjentänyt jopa portatiivin jälkeeni.

Aloinkin pian vuotaa vähän enemmän. Kävin vessassa koittamassa ponnistaa vähän portatiiviin, kun supistuksetkin alkoivat olla lähes sietämättömät. Ei kuitenkaan muuta kuin hyytymiä ja verta. Kipulääkkeet eivät enää tehonneet ja tajunta alkoi olla hämärän rajamailla. Olin niin väsynyt. Koitin ponnistella sängyssäkin, mutta tuloksetta ja voimatkin alkoivat mennä. Yöksi oli tullut taas eri hoitaja, joka aavisteli kivuistani, että saattaisi jotain vielä piankin tapahtua. Hän antoi miehelleni luvan jäädä. Sanoi että hae vaan syömistä ja saat tulla takaisin ja olla niin kauan kuin tarvitsee. Tämä hoitaja oli ihana pelastava enkelimme.

Menin takaisin sänkyyn, tajuntani oli aivan vähällä lähteä. Yöksi tullut hoitaja tuli hieromaan selkääni ja ehdotti että hakisi portatiivin sänkyni viereen, voisin istua siinä ja nojata sänkyyn. Näin teimme, tunsin kuinka kivut vain yltyivät. Silloin oli jo melkein keskiyö. Istuin portatiivin päälle ja yllättäen seuraavan supistuksen aikana uskalsin ja jaksoin taas ponnistaa. Tiesin heti että nyt on se hetki, sanoin asiasta miehellenikin, enkä unohda koskaan sitä pelkoa hänen katseessaan sillä hetkellä. Tunsin kuinka jotain tuli ja jotain oli tulossa heti perään. Eikä minun kohdallani tuokaan ollut kivutonta. Hoitaja katsoi, totesi lapsiveden tulleen. Yritin parhaani mukaan jaksaa ponnistaa yhä ja tunsin miten jotain oli jo puoliksi tulossa. Työnsin vielä, silloin poikamme tuli. Hoitaja leikkasi napanuoran. Istukka syntyi heti perään. Mutta sekin piti ponnistaa ulos. Tunsin valtavaa helpotusta. En ajatellut mitään muuta kuin sitä, että kipu oli poissa, olo oli kuin huumeessa. Hoitaja oli ollut koko ajan vierelläni hieroen minua, kannustaen ja kehuen suoritustani. En ikinä voi kylliksi häntä kiittää. Enkä tiedä olisinko jaksanut enää ilman häntä. Tämä yöhoitaja oli koko ajan tukenani. Ja minä jaksoin. Hoitaja pesi lapsemme ja toi hänet katsottavaksemme. Hän oli kaunis. Ulospäin emme nähneet hänessä mitään vikaa. Hän oli mielestämme ihan oikea vauva, tietenkin korvista ehkä näki että on vielä sikiö. Meidän mielestämme hän oli kuitenkin jo varsin iso. Meidän poikamme. Niin rakas. Tunsin vain hellyyttä ja rakkautta ja tavallaan ylpeyttäkin siitä että olimme saaneet hänet aikaan. Silitin hänen pientä poskeaan ja olisin halunnut ottaa hänet syliini, rinnoilleni jotka olivat häntä varten. En uskaltanut ottaa häntä kaarimaljasta vaan pidin maljaa lähelläni. Mieheni itki, mutta minä en. En tiedä miksi, ehkä se harmittaa minua näin jälkikäteen. Olisiko sittenkin pitänyt osata? Mutta olin niin sekaisin ja minussa oli rauha, kun olin päässyt kivuista; hän oli vihdoin siinä. Ehkä minun ei tarvinnut itkeä. Se tuli kyllä sitten myöhemmin. Otimme valokuvia, vaikka niissä hän ei näytäkään enää samalta kuin sillä hetkellä sylissämme. Hän oli kovin punainen, mutta se ei meitä silloin haitannut. Onneksi nuo kuvat ovat olemassa, olen katsellut niitä jo moneen kertaan torstain jälkeen ja ikävöinyt pientämme. Enkä löydä hänestä vieläkään mitään vikaa. Se huolestuttaa hieman, mutta toisaalta lohduttaa. Joka tapauksessa hän oli kaunis.

Miksi tämän piti mennä näin? Hän oli täydellinen poikamme. En osaa juuri nyt surra sitä miten kamalaa hänen elämänsä olisi tullut olemaan sairaana, osaan surra vain sitä mitä minulla jo oli. Pieni poikamme, joka potki niin kovasti vatsassani, hänen meille niin täydellinen ulkomuotonsa vaikkemme häntä silmät auki nähneetkään koskaan. Ei hän ollut meille vielä sairas, emme me sitä kokeneet. Minulla olisi ollut hänet jos olisin antanut vain hänen tulla.

Ymmärrän faktat ja tiedän, että jonain päivänä näen tilanteen varmasti eri tavalla, mutta nyt osaan vain surra tuota viatonta olentoa, joka väkisin revittiin minusta ulos. Oli hän kuinka sairas tahansa; eihän se ollut hänen vikansa. Ehkä suru tulee erilaisena myöhemmin.

Pääsin kotiin perjantai aamuna, sillä hoitajan mielestä mitään ei jäänyt kohtuun (toivottavasti ei). Ihana hoitaja kävi halaamassa totesi rohkaisevasti, että ensi kerralla menet tuohon yläkertaan emmekä näe täällä enää. Se oli hienosti sanottu. Hän huolehti minusta loppuun asti todella hyvin. Vaihtoi siteeni, toi juomista, jutteli ja piti kädestä. Antoi meille lohtua kaiken tämän jälkeen. Kunpa hänen nimensä olisi jäänyt mieleeni, olin niin sekaisin vielä aamullakin etten sitä huomannut katsoa.

Olen nyt maannut 2 päivää, on pyörryttänyt koko ajan. Ruumis on kuin hakattu ja vuotoa tulee aika runsaasti. Olen kuitenkin ymmärtänyt, että jos ei ole hyytymiä ja veri on vaaleaa eikä sitä vuoda ihan koko ajan, niin kaikki on vielä normaalia. Ja kunhan ei se kuume nouse.

Todella väsynyt kuitenkin olen. Pitäisi aloittaa hoitamaan itseään kuntoon, vaikka syödä ensin jotain. Vaikeaa on. Tuntuu että elämän tarkoitus on kovin epäselvä tällä hetkellä. En yksinkertaisesti näe mitään valoa. Vaikka uskon jollain tapaa, että sitä vielä tulee jonain päivänä. Te kaikki olette niin vakuuttaneet. Juuri nyt haluan vain poikamme takaisin. Ja kun tiedän etten sitä saa, ei ole jäljellä kuin pohjaton ikävä ja lohduttomuus. Olen saanut läheisiltä paljon tukea ja toki se lämmittää mieltä. Silti tuntuu, ettei kukaan ymmärrä. Paitsi te. Vaikka olen yhä sekaisin koko tapahtumasta, niin tiedän, että jos vain järjestätte sen tapaamisen niin aion tulla siihen mukaan.

Paljon on monilta tullut tukea, kiitän vielä kerran, se on ollut tärkeää. Kun voisin/osaisin jotenkin kiittää niin kuin haluaisin.
Niina

Olen käynyt täällä useasti katsomassa joko olisit jaksanut kirjoittaa. Olen aivan sanaton kärsimyksiesi edessä, mutta yhden neuvon osaan antaa. Itse en meinannut saada syötyä keskeytyksen jälkeen ja se vain pahensi oloa. Yritä saada syötyä tai juotua edes jotain. Henkinen tuska on entistä vaikeampi kestää jos on fyysisesti huonossa kunnossa. Ja jos olo menee oikein pahaksi, soitathan päivystykseen. Kovasti voimia!
Tuuliainen

Niina.
Olet ollut ajatuksissani, ja nyt kun viimein kirjoitit, kyyneleet tulivat silmiini ennen kuin ehdin lukemista aloittaa. Olen niin todella pahoillani puolestasi. Muistan itse keskeytyksen jälkeen kokeneeni samanlaisia tunteita kuin sinä nyt: vaikka järki sanoo, että on tehnyt oikean ratkaisun, sydän kaipaa poikaa niin syvästi! Kyllä se vaatii aikaa, yrittää toipua niin suuresta menetyksestä. Vielä sinulle tulee se päivä, kun olo alkaa helpottaa.
Oli ihanaa, että miehesi sai jäädä luoksesi. Siitä varmasti oli sinulle paljon lohtua. Ihanaa, että sait pojastasi kauniin muiston, ja valokuvia, joita voit katsella. Muista, että saat tuntea tuskaa, itkeä ja olla väsynyt. Vielä turtuus menee ohi ja tilalle tulee jotain muuta, syvä kaipaus, valoa, niin ja toivoa... Iso halaus!
Terveisin, Heidi

Oikein paljon voimia teille!
Kaikki nuo tunteet kuuluvat tähän surutyöhön ja lohtua on varmasti vaikea löytää pitkään aikaan. Olen itse kuitenkin juuri nyt entistäkin vakuuttuneempi, että olisi ollut vieläkin vaikeampaa synnyttää elävä vauva kärsimään ja joutua mahdollisesti tekemään päätös jo syntyneen lapsen hengissäpitämisestä.
Odotan pelon sekaisin tuntein kuulevani jotakin uutta pienestä vauvasta, josta ultrissa ei löydetty mitään vikaa tai edes mitään epäilyttävää. Vasta rv 30 jälkeen

64

alkoivat painoarviot pysyä paikallaan ja äidin oman huolen ja vaatimusten jälkeen (noin rv 36) hän pääsi lääkärille, joka laittoi lähetteen ultralla tehtävään painoarvioon (jota seurasi seuranta) niinikään äidin toivomuksesta. Synnytys käynnistettiin pysähtyneen kasvun vuoksi ja vauva olikin noin pari viikkoa ennen laskettuaaikaa vasta 43cm ja alle 2kg. Pikkuisen sukupuoli on epäselvä, se selviää kromosomeista ja pelkäänpä, että niistä selviää jotain muutakin. Vauva on hyvin sairas, syytä ei vielä tiedetä. Lisäksi hän on jo saanut jonkin infektion, joka on siis vain/vielä lisärasite pienelle. Ensimmäiset tiedot kuulostivat kuitenkin lupaavilta – aivoissa ei näyttänyt olevan mitään vikaa, eikä sisäelinvaurioita oltu löydetty. Pikkuisen tila huononi kuitenkin jo vuorokaudessa todella paljon. Lisähapen tarve oli lisääntynyt, keuhkoissa nestettä, verenpainelääkitys ja tuo infektio. Pikkuista pidetään tuon eilisen tiedon mukaan nukutettuna ja hänessä on valtava määrä erilaisia letkuja ja johtoja. Voimme vain kaikki kuvitella äidin tunteita.

Meillä kaikilla täällä oli mahdollisuus säästää pikkuisemme monilta kärsimyksiltä, tuon pikkuisen äidillä sitä ei ollut. Vielä ei ole tietoa mistä on kyse ja onko mitään tehtävissä, mutta kyllä kaikki tuo ja tämän vasta synnyttäneen äidin omat tämän hetkiset tuntemukset kuulostavat todella pahalta. Sain tältä samalta äidiltä paljon tukea silloin kun meille selvisi tyttömme tilanne ja myös silloin, kun päädyimme keskeytykseen. Kumpa osaisin itse nyt olla hänelle tukena.

Terhi

Niina,

olet käynyt helvetin läpi. Toivon mukaan elämässäsi ei enää ikinä tämän jälkeen yhtä pahaa paikkaa tule eteen, (jos elämässä on jokin kohtuus!). Oman lapsen menettäminen taitaa olla kuitenkin maailman kamalin asia, vaikka se lapsi muun maailman silmissä olisikin "vain" sikiö.

Toivoa silti on (ja nyt kun tämän lauseen kirjoitin niin vasta sen jälkeen muistui mieleen se nimiasia..). Toivottavasti kirjoittaminen auttaa myös sinua itseäsi asiassa eteenpäin. Kaikki ajallaan, toipuminen on pitkä prosessi, siihen tarvitaan aikaa.

Maailma, pysähdy, lapseni on kuollut! Itse olen vielä matkalla, mutta "arki" niin sanoakseni sujuu, ja välillä oikein mallikkaastikin! Keskeytyksestä on nyt aikaa reilu 4,5 kk. En tiedä lohduttaako tämä vuodatukseni nyt yhtään, mutta.. Voimia!

Maija

65

Niina,

lähetän sinulle lämpimän rutistuksen. Olet ollut minun ja niin kovin monen meistä ajatuksissa viime päivät.

Kokemuksesi on rankkaakin rankempi, olet totisesti käynyt läpi helvetin ja keskeytyksen pahimman kautta. Noin kovan paikan eteen tuskin enää eläissäsi joudut. Eikö sinulle tarjottu mahdollisuutta siirtyä synnytyssaliin? Sitä hiukan ihmettelen, sillä siellähän on kokonaan toiset mahdollisuudet kivunlievitykseen. Rentoutuminen epiduraalin aikana olisi varmaan jopa nopeuttanut lapsen syntymää, koska kroppasi selkeästi pisti tosi hanakasti vastaan. ;-(((Itse pääsin saliin iltapäivästä, kun kipupiikit eivät enää helpottaneet oloa yhtään ja supistuksia tuli tauotta. Siellähän mieskin saa olla ilman neuvotteluita ja hyvää tuuria, oli päivä taikka yö. Onneksi kohdallesi sattui noin ihanan ymmärtäväinen yöhoitaja!

Jos yhtään lohduttaa, minulla tuo keskeytyksen avautumisvaihe oli huomattavasti kivuliaampi kuin nyt kesällä täysaikaisen lapsen syntyessä. Toki synnytyksessä käytössä oli heti ilokaasu ja epiduraali. Mutta kipu oli muutenkin toisenlaista, helpompaa kestää, kun henkisesti tilanne oli täysin toinen.

Pidähän nyt huoli itsestäsi! Lepää ja syö, tee vain niitä asioita, jotka tuntuvat hyvältä, tapaa niitä ihmisiä, joilta saat voimia. Hetki kerrallaan. Toivolla on nyt hyvä olla.

Lämpimin ajatuksin Huippis

P.S. Sairaalapastorilta ainakin saa ohjeet, miten tilata muistolaatta Honkanummelle.

Uusi arki – 3 päivää keskeytyksestä

Näin se arki ja uusi viikko sitten alkoi. Mies meni tänään töihin, koska hänelle sairaslomaa ei kirjoitettu enempää. Minulla on sairaslomaa vielä tämä viikko. Hyvä niin; ihan kauhistuttaa ajatus paluusta töihin, ne ihmisten katseet, se että kukaan ei katso silmiin, ei ainakaan samalla tavalla kuin ennen. Muutenkin muiden ihmisten näkeminen hirvittää ylipäätään. Etukäteen pelkäsin kovasti jäädä yksin päiviksi kotiin, mutta ehkä tämän kestää kuitenkin. Toistaiseksi olen pystynyt nukkumaan tosi hyvin, joten nukkuessa pitkään päiväkin menee pian ohitse ja mies tulee kotiin. Ja sitten on onneksi kohta taas yö. Olo on turta, en itke koko ajan, mutta silmät tuntuvat umpeutuneen jotenkin kiinni siitä huolimatta. Iltaisin vähän vatsasta nipistelee muttei paljon, vuoto hiukan vähentynyt ja vaalentunut.

Minulla on kyllä läheisiä joille voisin puhua tuntemuksistani, mutta silti tuntuu etten täysin rehellisesti voi puhua. Tulee jätetyksi suuret osat pois, koska niin moni olettaa että kyllähän tämä tästä. Että nythän se on ohi ja voi parantua ja alkaa miettiä uusia kuvioita. Ovat tietenkin oikeassa, mutta eihän se mene niin. Ainakaan vielä! Keskeytyksestä on kulunut vasta 3 päivää. Siksi tuntuukin parhaalta kirjoittaa tänne. Täällä kaikki ymmärtävät ja kannustavat niin erilailla. Siihen uskoo enemmän kuin niiden ihmisten kommentteihin, joilla itsellä on kaikki niin hyvin. Vaikka toki läheisten tuki on ollut tärkeää enkä sitä halua väheksyä mitenkään.

Eilen miehen kanssa meni monta tuntia hieman riidellessä tai tunteiden tuuletuksessa. Miehen on pitänyt olla vahva tässä ja minusta tuntuukin, että hän on nyt äärirajoillaan. Hänelläkin on kova suru ja tuska omassa rinnassaan, mutta hänelle ei kukaan soita ja kysy vointia; kaikki kaverit ovat hiljenneet kuin muuri. Toinen koittaa tehdä remonttia (meillä on remontti ollut menossa), purkaa oloaan siellä yksin. Minä suren itse niin eri tavalla. Olemmehan kyllä paljon puhuttu yhdessäkin, mutta selvästi kaipaisi muutakin. Miten teillä on miesten kanssa ollut? Kertokaa jotain kokemuksia, me ollaan ihan hukassa tän kaiken kanssa.

Tuuliainen: Kiitos viesteistä, olit oikeassa, kun sain syötyä vihdoin jotain, niin olo hieman parani, silti vähän huippaa välillä. Pitäisiköhän ostaa rautatabletteja tai jotain? Oletko/oletteko syöneet rautaa muut? Tämän kaiken keskellä olisi kuitenkin hyvä varmaan saada itsensä fyysisesti kuntoon vaikkei jaksaiskaan.

Heidi, Terhi ja Maija: Kiitos sanoistanne, pitikin kysyä, että katsoitteko pientänne? Minua niin kovin huolettaa, ettei pojassa näkynyt mitään merkkejä 21-trisomiasta. Toisaalta taas olen onnellinen siitä, että hän näytti niin "terveeltä". Eihän niin pienellä kyllä välttämättä ole vielä kaikki ulkoiset merkit ehtineet muodostua? Olen jostain syystä tarttunut tähän ja haluaisin siitä jonkinlaisen rauhan, mutta ymmärrän kyllä että niin ei välttämättä tapahdu koskaan.

Huippis: Kiitos rutistuksesta! Ja ei, eivät ees puhuneet synnytyssalista missään vaiheessa? Nyt kun asiaa mietin niin kyllä sitä ihmettelen. En tiedä ilmaisiko kipuni tarpeeksi heille, omasta mielestäni ilmaisin, sillä juuri siksi sain niitä kommenttejakin.

Heli: Kiitos sanoistasi, uskoa ja toivoa tosiaan tässä tarvitaan paljon. Kaikkien teidän tarinat kyllä vakuuttavat, että paremmat päivät vielä joskus koittavat.

Ja kiitos siis kaikille muillekin! Seuraan varmasti tiiviisti tätä palstaa jatkossa. Mahtavinta kaikista on lukea, että oikeasti onneakin suodaan, kun tulee noita vauvauutisiakin välillä. Sitä haaveilee, että jonain päivänä voisi itsekin sellaisen ilmoituksen tehdä. Siitä ajatuksesta löydän edes pienen valonpilkahduksen.

Niina

Hei Niina,

lyhyesti nyt vain tuosta pikkuisen näkemisestä ja Downin merkeistä. Ei niitä merkkejä niin pienillä juurikaan vielä voi nähdä. Kyllä minä silti itsekin tytön kuvaa katselin yökausia ja niitä merkkejä turhaan hain, vaikka olin kyllä kysynyt suoraan jo ennen keskeytystä, että mitään erehtymisen mahdollisuutta ei varmasti tuloksen suhteen ole. Ja olihan meillä kyllä ultrassakin jo ne suhteessa liian lyhyet luut todettu, golfpallo-löydökset sydämessä sekä tuo alkuperäinen epäilys sydänviasta. Tyttö näytti kuitenkin täydelliseltä.

Se, mikä monelle on tullut yllätyksenä on tieto siitä, ettei Down-diagnoosin saaneille pikkuisille pääsääntöisesti tehdä lainkaan ruumiinavausta, kun taas esimerkiksi anenkefalian tai muun vastaavan diagnoosin saaneille se tehdään aina.
Terhi

Muutama kokemus miehen suhtautumisesta asiaan. Meillä meni niin, että mies on ollut koko ajan se vahvempi osapuoli, joka on pitänyt elämää pystyssä. Ennen keskeytystä olimme kummatkin yhtä rikki, itkimme ja puimme asiaa keskenämme. Keskeytyksessä mies oli ihan samalla lailla kuin teillä niin se kaikkein tärkein tuki ja turva. Keskeytyksen jälkeen miehellä alkoi jotenkin helpottaa kun taas minä vajosin syvemmälle synkkyyteen. Hän kävi ehkä siinä itse keskeytyksessä pohjalla kun taas minä vasta vähän sen jälkeen.

Nyt 1,5kk keskeytyksen jälkeen mies ei enää selkeästikään halua puhua aiheesta niin usein ja niin paljon kuin minä. Huonoina hetkinä mulle tulee joskus sellainen ohimenevä tunne, että onko mies jo unohtanut koko homman ja eikö hän enää muistele meidän pientä ja kaipaa häntä. Mutta eihän se näin ole, vaan hän käsittelee asiaa enimmäkseen itsekseen. Hän on muutenkin niin ”yksityinen” ihminen, ettei tahdo kertoa asioistaan kellekään.

Vanhemmilleen ja sisarelleen hän on kertonut ja parille ystävälleen asiasta, mutta suurin osa hänen kavereistaan ei tiedä asiasta mitään, koska ei ollut kerrottu heille vielä raskaudestakaan. Koska käsittelemme näitä asioita niin eri tavalla, niin olemme sopineet että kumpikin kertoo omalle suvulleen ja kaveripiirilleen sen verran kuin tahtoo. Joskus mua kyllä harmittaa jos ollaan jossain miehen kavereiden kanssa ja puhe kääntyy johonkin sellaiseen mistä mulle tulee paha mieli ja mikä olisi voitu välttää jos muut tietäisivät tapahtuneesta. Mutta olen päättänyt kunnioittaa mieheni tapaa käsitellä omaa suruaan

69

ja hän kunnioittaa minun. Sitä suruaan minun mieheni on purkanut nikkaroimalla ja puuhastelemalla kaikkea pientä yksinään. Mutta kaikesta huolimatta tämä kokemus on kuitenkin yhdistänyt meitä ja luonut entistä suuremman yhteenkuuluvaisuuden tunteen. Näin käy varmasti teillekin. Voimia teille!

Heli

Hyvä että sait syödyksi, hutera olo ei auta henkisen tuskan kestämistä. Mulla ei ole ollut keskeytyksen jälkeen nälkä, mutta syön kellon kanssa pysyäkseni jossain kunnossa. Itse söin rautaa kaksi viikkoa neuvolan ohjeiden mukaan. Huippausta jatkui vielä kaavinnan jälkeen (joka tehtiin 3 vrk keskeytyksen jälkeen) viikon verran. Portaiden nouseminen tai pieni juoksupyrähdys sai näkökentän sumenemaan, mutta sekin helpotti pikkuhiljaa. Olo voimistui päivä päivältä ja jo reilun viikon kuluttua treenasin hiukan salilla.

Me ei olla puhuttu miehen kanssa tästä asiasta juurikaan keskeytyksen jälkeen. Ensin asia oli liian kipeä ja nyt mies on jo tolpillaan, kun itse taas olen ajoittain aivan hajalla. Meilläkin taisi käydä niin, että mies oli pohjalla ennen keskeytystä ja minä sen jälkeen. Neljä poliklinikkakäyntiä vielä potkaisivat aina vanhat muistot takaisin.

Uuden raskauden yrittämisestä ollaan puhuttu ja siirretty tulevaisuuden suunnitelmia ainakin vuodella eteenpäin. Miehen piti ottaa vuorotteluvapaata pienen synnyttyä ja meidän lähteä Californiaan ensi talveksi urheilemaan. Eipä mennä, mutta jos joskus kuitenkin...

Tuuliainen

70

Viikko keskeytyksestä

Huomenna tulee viikko keskeytyksestä. Tuntuu kuin se olisi tapahtunut eilen. Huomasin, että olenko ainoa/ensimmäinen tänä vuonna keskeyttänyt joka on palstalle kirjoitellut? Uusia jäseniä näkyy silti tulevan lisää koko ajan. Kävi mielessä, että onkohan täällä joku, joka on kokenut tämän samana päivänä, samalla viikolla.

Kiitos kaikille vastauksista, lukisin mielelläni lisää vielä tuosta miestenne selviytymisestä jos jollain siihen on vielä kommentoitavaa. Olen niin huolissani hänestäkin.

Tänään olen päättänyt soittaa neuvolaan. Yritin sitä eilen, mutta en pystynytkään. En ole koko viikkona käynyt missään, olen ollut vain kotona. Aamut ja myöhäiset illat ovat pahimpia; itku tulee hyvin herkästi. Päivät menevät jo itkemättä jotenkuten. Yritän katsella televisiota, nettailla tai tehdä jotain pieniä kotiaskareita, kuten pestä pyykkiä. Sitten kuitenkin havahdun, ettenhän minä voi näin normaalisti elää. Mitä minä oikein olen tekevinäni? Vaikka hyvähän se on jos edes hetkeksi ajatukset saavat lepoa poikamme kohtalosta.

Fyysinen paraneminen ei ole osoittanut mitään muutoksen merkkejä. Kipuja on itseasiassa alkanut tulla enemmän. Istuminen sattuu välillä, samoin kaikki vessa-asiat. Olen kuitenkin siinä uskossa, että paikat ovat kipeänä vielä, että se on normaalia. Oliko kellään muilla kipuja?

Muutenkin oman itsensä näkeminen on tosi hankalaa. En haluaisi vieläkään luopua siitä Niinasta, joka on raskaana. Sen ymmärsin, kun huomasin ettei kahvinjuontia tarvitse enää rajoittaa. Voin juoda sitä vaikka pannukaupalla. Siitäkin kun raskausaikana napisin. Voisin ottaa punaviiniä tai olutta vihdoinkin kun niitä mukamas kaipasin raskaana ollessani. Nyt en haluakaan! Silloin valitin siitäkin, ettei salmiakkia saa syödä enää pussikaupalla. No nyt saa. Enkä enää tahdo. Kaikki ne napinat ja muut kärvistelyn aiheet tuntuvat

71

niin naurettavilta. Entinen Niina ei millään halua tulla takaisin. En pysty. Siksi minä vain olen ja leijun tässä olotilassa, joka ei ole mitään. Käyttäydyn kuin olisin raskaana yhä, eikä se ole tervettä? Vaikka tiedänkin, että tämän olon kai kuuluukin nyt olla tällainen. Kun suru on vielä niin kova. Mutta! Pitäis vaan päästää irti. Irrottaa. Antaa mennä.

Toivoa on niin ikävä. Niin IKÄVÄ!

Laitan tähän runon, jonka veljeni vaimo kirjoitti minulle; sain kortin eilen postissa. Hän kirjoitti ajattelevansa Toivosta näin. Ehkä minäkin voisin tehdä siten vielä jonain päivänä, sitten kun suru helpottaa. Minusta se oli niin kaunista.

Hän on aamun kajo,
hän on pisara hento,
hän on päivän valo,
hän on tähdenlento.

Hän on auringonsäde,
hän on linnun liverrys,
hän on syksyn sade,
hän on posken punerrus.

Hän on tammikuun taivaan
kirkkain tähti,
hän liian varhain
enkeliksi lähti.

Niina

Kun vaan osaisin lohduttaa... Selviätkö ilman särkylääkkeitä? Itse menin päivystykseen kun kävely teki särkylääkkeidenkin kanssa pahaa ja tulehdus oli jo hyvällä mallilla:(Soita vaan Naistenklinikalle suoraan ja kuvaile oireesi tai vähintään neuvolaan. Pääset ainakin miettimästä asiaa. Itse jouduin päivystykseen neljästi ja käynneistä viimeinen oli "turha", silloin minulla oli vain hiivatulehdus. Sekin käynti kuitenkin helpotti oloani kun sain mielenrauhan tulehduksen suhteen. Tekstisi kuulostaa niin tutulta. Ensin sitä raskausaikana haaveilee jostakin (minä pakastemarjoista) ja nyt kun niitä saisi syödä, niin eipä tee mieli. Ja monet raskauden aikaiset ajatukset tuntuvat hölmöiltä. Jaksaisitko yrittää hiukan puuhata jotain pientä? Käydä kaupassa tai kirjastossa? Itse reagoin puuhaamalla kuin viimeistä päivää ja sitäkään en kyllä suosittele. Mulle psyko sanoi että itkut on itkettävä, jos niitä ei itke nyt niin asiat tulevat eteen myöhemmin. Kai se on uskottava. Voimia!

Tuuliainen

Hei Niina,
kyynelsilmin tuota runoa luin minäkin. Voi miten kaunis! Hyvä että sulla on perhepiirissä sellaisia, jotka ymmärtävät tämän asian raskauden ja joilta saat tukea. Mulla oli keskeytyksen jälkeen kaksi melko kivutonta päivää, kolmantena tuli vähän samantapaisia oireita ja neljäntenä päivänä menin naistenklinikan päivystykseen (auki 24h). Mulla ei ollut tulehdusta, mutta kohtuun oli jäänyt jokin istukanpala, jota kohtu oli supistellut ulos ja se oli jo tulossa niin pitkällä että lääkäri sai sen vedettyä ulos. Sen jälkeen minulla oli vielä pitkään paikat arkana, mutta ei se kyllä samanlaista kipua ollut. Eli jos sinun kivut on ensin olleet pienemmät ja sitten lisääntyneet niin suosittelen että soitat sinne keskeytysosastolle ja kyselet olisiko syytä käydä päivystyksessä. Jos kohdussa on vielä tavaraa jäljellä niin asia on hyvä hoitaa mahdollisimman varhain ettei pääse mikään tulehdus tms. jylläämään. Tiedän omasta kokemuksesta, että paluu Naistenklinikalle tuntuu pelottavalta, mutta silti kannattaa käydä tarkistuttamassa asia. Ai niin, enhän tiedä mistäpäin olet kotoisin ja mikä on sinulle lähin hoitopaikka. Mutta aloita vaikka soittamalla sinne osastolle ja pyydä heiltä opastusta. Paikkojen yleinen arkuus ja pienet kivut jatkuivat mulla useita viikkoja keskeytyksen jälkeen.

Lämpimin ajatuksin,
Heli

73

Hei Niina ja kaikki muutkin ryhmän jäsenet,

Kuulosti niin tutulta kuvauksesi viimeviikkoisesta raskauden keskeytyksestäsi.. Itselleni tehtiin keskeytys tämän viikon maanantaina NKL os. 30:llä eli siis jos ymmärsin oikein niin vain muutama päivä jälkeesi.

Uskoin selviytyväni siitä kaikesta ensin hyvin, mutta nyt on tullut rankasti takapakkia. Tunteet ovat nousseet pintaan ja ajatukset ovat lähes koko ajan siinä pikkuisessa, jota ehdin nähdä vain pienen häviävän hetken. Tiedän, että näin oli parasta tehdä, koska istukkatutkimuksen tuloksena löytyi muutamia päiviä ennen hyvin vakava kuolemaan johtava kehityshäiriö. Ei kai tästä pääse eteenpäin kuin suremalla niin kauan kuin siltä tuntuu. Onneksi vähän helpottaa, kun tietää, että tämän asian kanssa ei tarvitse olla yksin, vaan teitä saman kokeneita on täällä näinkin paljon.

Hyvää yötä, ja toivottavasti huomenaamuna ei tarvitse enää herätä yhtä suurien silmäpussejen kanssa kuin tänään..

Piipero

Miehen surusta... Meillä mies suri aluksi täsmälleen samaa tahtia kanssani. Ennen keskeytystä olimme yhtä sekaisin molemmat. Ihan ensimmäisinä päivinä taidettiin mennä vessaankin yhdessä, kun yksin ei uskaltanut olla hetkeäkään. Mieheni osaa ja uskaltaa näyttää tunteensa ja itkeä niin yksin kuin seurassa. Luulen, että siitä oli hänelle apua. Meillä kävi ystäviä meitä "ulkoiluttamassa" ja tuomassa ruokaa jne. ja heidän kanssaan asiasta puhuimme ja menetystä yhdessä itkimme. Tuntui helpoimmalta surra sellaisten ihmisten kanssa, jotka itkivät kanssamme. Sitä kun itse oli niin kertakaikkisen paljaana muiden edessä. Suurin osa noista ihmisistä taisi olla itse asiassa "minun puoleni" ystäviä, mutta yhtäläisesti toimivat olkapäinä miehelleni.

Keskeytyksen jälkeen mieheni pääsi toipumisessa itseäni edelle ja oli varmasti hetkittäin voimaton ja neuvoton minun suruni edessä. Niin on tainnut käydä monelle tällä palstalla. Muutamia kertoja hän vei minut parhaan ystäväni luokse, kun ei itse enää tiennyt mitä tehdä tai sanoa. Itse kävin todella pohjalla, kun keskeytyksestä oli ehkä kuukausi, pari ja elämä oli näennäisesti asettunut uomiinsa. Kävin töissä ja pystyin ulkopuolisten silmin toimimaan normaalisti (muka!) ja katsomaan elämää eteenpäin (muka!). Olin kuitenkin aivan vereslihalla. Ulkopuolisten silmissä olin kuluttanut loppuun suruajan, minun olisi pitänyt jatkaa vain eteenpäin, mutta tunsin vain itseni totaalisen tyhjäksi niin henkisesti

74

kuin fyysisesti. Silloin tuli se kapina, viha ja katkeruus eikä mieheni oikein niitä tunteita ymmärtänyt, kun huusin ja raivosin elämän epäreiluutta. Kirjoitin niistä tunteista tänne paljon. Toisaalta ehkä oli pakko olla niin, että edes toisella järki ja maltti pelasivat. Mieheni sanoi jälkeenpäin, että tavallaan hänen oli pakkokin surra tuona aikana omissa oloissaan, omalla tavallaan, koska minun suruni ja suuret tunteeni veivät kaiken tilan ja meidän molempien voimat. Ja toisaalta sanoi, että alussa tuli surtua niin tehokkaasti, että pahin pusertui silloin ulos. Usko tai älä, mutta meilläkin oli keskeytyksen aikaan vessaremontti menossa. Mieheni on kertonut, että sitä tehdessään usein kuunteli musiikkia ja havahtui toisinaan siihen, että kyyneleet valuivat. Sinne lattialämmityskaapelien ja kaakeleiden joukkoon tuli siis kai muurattua osa surusta. Itki kuulemma toisinaan myös juoksulenkeillään. Hänen surunsa valui ulos toisia reittejä kuin omani. Vuosi keskeytyksen jälkeen teki laulun menetetylle tytölle ja tälle toiselle, jota silloin vasta odotimme. Ehkä se oli myös hänen toipumistaan. En oikein osaa antaa vinkkejä miehesi suruun, mutta kerroin vain meidän tarinaamme, on niin monia tapoja surra. Omituista muuten oli se, että mieheltäni usein kysyttiin, kuinka minä voin. Vain harva tuntui ymmärtävän, että menetys oli elämän kokoinen myös hänelle! Sinäkin taisit kertoa, että miehen ystävät vaikenevat eivätkä kysele vointia.

Meillä naisilla on se suuren suuri etuoikeus kantaa lasta itsessämme. Ehkäpä juuri sen vuoksi on meidän osamme kokea tämäkin kovimman kautta. Minä yritin aina ajatella, että minulla oli etuoikeus jakaa Mikro-tyttömme kanssa neljä ja puoli onnellista kuukautta ja tuntea hänen liikkeidensä kuplat itsessäni. Olin niin kiintynyt häneen. Ja kuten sinä – en keskeytyksen jälkeen osannutkaan elää ilman noita "raskaudenajan rajoituksia". Minussa ei ollutkaan enää ketään, kenen vuoksi elää terveellisesti. Ja miten naurettavilta kuulostin omissa korvissani, kun juuri päivää ennen kohtalokasta rakenneultraa olin valitellut, kun en tulisi saamaan äitiyspäivärahaa nykyisten tulojeni mukaan ja kuinka tunsin itseni lihavaksi ja kuinka en saanut iloista kuohuviinihuppelia Ullanlinnanmäellä vappuna! Häpesin niitä juttuja, kuinka älyttömiltä ne kuulostivatkaan.

Uskomatonta kyllä tämän kokemuksen myötä elämään on tullut astetta rennompi ote. En ole enää se sama ihminen. Sitä en tiedä, huomaavatko ulkopuoliset muutosta. Tämä nykyinen minäni on paljon lunkimpi monessa aivan arkisessa asiassa. Stressiä ei juuri viitsi repiä esim. siitä onko kotona siistiä tai mitä ihmiset minusta ajattelevat. Eikä töissäkään voi pelastaa koko maailmaa, voi tehdä vain parhaansa. Et sinäkään välttämättä entistä minääsi takaisin saa, mutta saat jotain

75

muuta. Parempaa ehkä, kun aikaa kuluu. Surun akuuteimmassa vaiheessa mietin, voinko koskaan enää hymyillä, voinko koskaan enää olla onnellinen. Hiukan helpompi vaihe tuli, kun laskettu aika ohitettiin. Sitä ennen vain laskin monennellako viikolla minun piti olla raskaana ja tiirailin vatsoja kaupungilla ja mietin, olisiko oma laskettu aikani ollut ennen vai jälkeen noiden tuntemattomien vatsojen. Toisaalta absurdia oikeastaan, että yksi suurimmista tukijoistani ja ymmärtäjistäni oli työkaverini, jonka laskettu aika oli viikkoa ennen omaani. Mutta muuten, katkera ämmä olin minäkin! Muidenkin ajatukset täällä ovat tuttuakin tutumpia. Tiedän, kuinka vaikeaa niiden hyväksyminen itsessään on. Tuulettakaa tänne, täällä ymmärretään. Juuri laskettuna päivänä muuten tapasin kohtalonsiskoja tältä palstalta! Äärimmäisen terapeuttista saada kasvoja kohtaloille, joten toivon teille hyvää miittinkiä.

Surussa sain käsittämätöntä voimaa siitä, että rinnallani on maailman ihanin puoliso. Meitä kahta tämä lujitti enemmän kuin mikään, vaikka tosin oli hetkiä, että edes mieheni ei minua ymmärtänyt. Maailma saa tänä päivänä melkoisesti nyrjähtää raiteiltaan ennen kuin se meitä hetkauttaa. Toivon, että te löydätte saman voiman toisistanne!

Pelkäsit työhön paluuta. Oletko kertonut tapahtuneesta kollegoillesi? Olen luonteeltani varsin avoin ja vilkas. Ehkä siksi kerroin koko tarinan työkavereilleni, kun kaikki raskaudestakin tiesivät. Kirjoitin sairaslomallani heille sähköpostia. Tuntui paremmalta kertoa kaikille itse omin sanoin ja etukäteen. Eräänä päivänä ennen paluutani töihin kotiimme tuotiin varmaan suurin koskaan näkemäni kukkakimppu ja kortissa niin monen työkaverini nimet. Sinä päivänä en ollut vielä itkenyt, mutta sen jälkeen itkin kolme tuntia sitä, että oli olemassa niin paljon ihmisiä, jotka välittivät. :-) Sain työkavereiltani valtavasti voimia, kannustusta ja ymmärrystä. Kun palasin töihin, itkuksi meni, mutta vastassa oli monta lämmintä halausta. Siellä sain olla vapaasti heikko, jos siltä tuntui, ei tarvinnut peitellä. Itse asiassa tuntui, että aloin koota elämäni palasia uudelleen yhteen nimenomaan töissä. Minusta välitettiin! Kun sitten puolisen vuotta tapahtuneen jälkeen sain ilon kertoa uudesta raskaudesta, sain osakseni niin valtavasti myötäiloa, että hämmensi. Todellakin, jaettu suru on puolikas suru, jaettu ilo moninkertainen.

Voi miten kaunis runo! Sinulla on ympärilläsi ihmisiä jakamassa surua ja se on hieno juttu.

Niin pelkäsinkin, pitkästi tuli tarinaa... Voimaa päivääsi kerrallaan.

Huippis

76

P.S. Ne epikriisit on aivan järkyttävää luettavaa. Tuntee itsensä tosi ulkopuoliseksi, kun lukee niin kliinistä tekstiä itsestään. :-(

Huippis kiitos voimaa antavasta viestistäsi! Mieheni kyllä näyttää tunteensa noin muuten. Ihan itkeekin, jos itkettää. Ja on itkenytkin. Myönsi tuossa senkin, että itku oli tullut joissakin tilanteissa, jotka olivat tuoneet muistot taas pintaan; lastenvaunuliike, jossa kävimme kaksi päivää ennen sitä kamalaa rakenneultraa katsomassa innoissamme vaunuja. Emme löytäneet niitä kuitenkaan. Ja kyllä, olemme menossa siunaustilaisuuteen. Voihan olla, että siellä jälleen itketään, mutta ehkä siinä tilaisuudessa saamme jättää hyvästit, jos se jollain tavalla auttaisi toipumaan.

Olen myös kertonut osalle työkavereista tilanteesta. Siellä on kuitenkin suurin osa ihmisiä, jotka saattoivat huomata mahani (tai sitten eivät). Firmassa on yli 100 työntekijää ja tästä raskaudesta puhuin ehkä viiden ihmisen kanssa. He siis tietävät tilanteesta myös nyt. Eniten minua pelottaa se itku, jos tulee ja se miten ihmiset minua kohtelevat ja katsovat. Selviäähän tuokin aikanaan. Enkä itse tilanteelle mitään voi. On vain yritettävä olla välittämättä muista ja yrittää pärjätä. Helppoa se tuskin tulee olemaan. Mutta kiitos jälleen tuestanne, jokainen viesti antaa vähän lisää voimaa ja toivoa.

Niina

Töihinpaluusta... (taitaa tulla vuodatus, sori jo etukäteen...)
Itse yritin töihinpaluuta heti vuoden alusta. Ajattelin että aika on hyvä, joulu on katkaissut kaikkien arjen ja kahvihuoneessa löytyy muutakin puhuttavaa kuin minun kadonnut mahani. Kaikki työkaverini tiesivät raskaudestani. Paluu otti koville, itku meinasi tulla vähän väliä ja asiakkaat utelivat miksi olin ollut poissa. Jo toisena päivänä sain rytmihäiriöitä. Ja jo ensimmäisellä viikolla minulle sälytettiin toisenkin ihmisen työt (hän ei kyennyt vastaamaan omista

77

töistään opiskelustressin vuoksi) ja terveyskeskuksesta suositeltiin lisää sairaslomaa. Puhuttiin somaattisista oireista ja siitä, että asiaa on lupa surra. Itse olin sitä mieltä, että olen suruaikani käyttänyt ja minun täytyy jo pärjätä. Tämän viikon perjantaina menin juttelemaan psykologin kanssa ja hän yritti saada minua ymmärtämään, etten voi jatkaa maanista puuhaamista ja pärjääämistä.

Seuraavan viikon maanantaina kävin vatsakipujen takia polilla ja käynti meni hysteeriseksi itkemiseksi. Kirjoittivat viikon sairasloman ja kysyivät pärjäänkö kotona; vuorossa ollut lääkäri oli huolissaan. Viikon sairasloman jälkeen menin jälleen töihin kestohymy naamallani ja rytmihäiriöt sen kuin pahenivat. Psykologi suositteli sairaslomaa, mutta itse päätin taas pärjätä. Lääkkeistäkin oli puhetta. Työviikko meni sumussa ja voimat olivat vähissä muutaman tunnin yöunien jälkeen. Jälleen oli nöyrryttävä ja haettava lisää sairaslomaa. Nyt kotona elo alkaa tasoittua. Kauppareissut menevät kyynelittä eikä kenellekään tarvitse hymyillä ja esittää reipasta. Liikkumalla saan pienen lepotauon ajatuksiltani.

Työkaverit varmaan ihmettelevät uutta sairaslomaani, heille kun onnistuin esittämään että kaikki on jo hyvin. Keräsin kahvihuoneen ovella voimia ja sisään astuessani olin keskusteluissa mukana ylipirteänä ja hyväntuulisena. Ihan lähimmille kerroin ettei minulla mene läheskään niin hyvin kuin miltä näyttää. Jos työni olisi erityyppistä, uskoisin selviäväni siellä paremmin. Nyt kuitenkin jatkuva hymyily ja se ympärillä pyörivä ihmismäärä on minulle vielä liikaa.
Tuuliainen

Viikko ja kolme päivää keskeytyksestä

Hei Piipero!

Kylläpä meinasi sydän pysähtyä kun luin, että uusi esittäytyy. Oletkin ainoa minun jälkeeni tullut, joka on tietääkseni kirjoittanut. Joten sattuu sydämeen erityisesti. Kunpa olisinkin jäänyt viimeiseksi. Mutta hyvä, että sinäkin löysit tänne, koska itse olen ainakin saanut tänne purkaa tuntojani ja olen aina saanut palautetta, joka on ollut voimia antavaa ja tukenut minua.

Minulla on nyt viikko ja 3 päivää keskeytyksestä, enkä itke enää ihan joka hetki. Päivittäin kuitenkin tulee kyynel tai parikin jossain vaiheessa. Pikkuhiljaa alan saada kiinni taas elämästä, mutta todellakin pikkuhiljaa. Täällä kohtalotovereiden selviytymistarinat ovat auttaneet itseäkin uskomaan, että elämä kyllä voittaa ja vielä vahvistun itsekin, että pystyn jonain päivänä puhumaan Toivostamme ilman itkua. Siihen suruni on vielä liian pinnalla.

Tarkoitus oli palata huomenna töihin, mutta päätin kerätä rohkeutta vielä huomisen ja menen vasta tiistaina. Minulle töihinpaluu ja yleensä ihmisten näkeminen on se kaikkein vaikeimmalta tuntuva asia tällä hetkellä. Itsekseen kotona ja miehen kanssa elämä on jo hieman alkanut palata normaaliksi. Tietenkin asiaan vaikuttaa osaltaan sekin, että olin jo raskausviikolla 21 ja masu näkyi jo. Se oli jo melkein vauvamaha. Ihmisten katseet tuohon vatsan seudulle, se pelottaa.

Samaa sitä itsekin kyselee yhä, miksi minä? Vaikkei tätä kellekkään muullekaan tahtoisi. Jostain kumman syystä kuitenkin alkaa etsimään niitä "syitä", miksi. Itse olen yrittänyt ajatella siten, että Toivo kävi näyttämässä meille rakkauden määrän. Koska sen hän teki. Meillä ei vielä ole lapsia ennestään, joten meille tuo rakkauden määrä oli uusi kokemus. Kuinka voi jotakin niin pientä, eikä vielä valmista, rakastaa niin paljon? Sain itse ainakin varmistuksen, että haluan äidiksi enemmän kuin mitään muuta. Sen Toivo minulle opetti. Mutta miksi näin kovan tuskan kautta, sitä en tiedä. Ehkä se jonain päivänä selviää.

Voimia ihan hirveen paljon! Kaikille meille muillekkin.

Niina

79

Pikkulintu

Minä olen kivi. Se peruskallio, joka ei koskaan kaadu, ei murru. Nyt minusta vuotaa kyyneleitä, tuntuu kuin voisin muuttua vesuviukseksi, tahtoisin räjähtää, päästää tämän loputtoman tuskan ulos. Onneksi sitä ei kukaan kuule, se repisi kaiken tielleen tulevan, talojen seinät ja ikkunat, tuo tuska, sille ei olisi loppua, sitä ei mikään maailman mahti pidättelisi.

Miksi luonto on niin julma? Vai eikö minusta sittenkään ollut äidiksi? Jumalaa ei ole. Hän ei antaisi käydä näin. Eihän? Mitä niin pahaa minä olen tehnyt, että minua lapseni kuolemalla rangaistaan? Miksi muuten tämä olisi kuin yhtä helvettiä? Vai onko tämä sittenkin itse helvetti, jumalaa ei ole koskaan ollutkaan. Onko jumalakin kuollut? Eihän kukaan niin tärkeä ole, ei edes hän, että hengellään siitä joutuisi maksamaan toisen vuoksi, vai onko? Sittenhän minäkin olen tärkeä, vai olenko jumala?! Hah!

Rakas lapseni, miksi en saanut sinua pitää! Miksi sinulle ei annettu pienintäkään mahdollisuutta? Ei edes toivon kipinää tästä elämästä? Paljonko jouduit lyhyellä matkallasi kärsimään? Vai tunsitko edes mitään? Vai voiko edes tuntea, jos ei ole täysin kokonainen?

Miksei vieläkään tule sitä sadetta, sitä, joka huuhtoisi kaiken tämän pois kuin tätä ei olisi ollutkaan? Sitä ihanaa kuluttavaa sadetta, joka eroosion lailla söisi minusta tuskan pois. En halua enää nähdä niitä aurinkoisia päiviä, jolloin sinut revittiin minusta irti. En halua nähdä niitä säteitä, jotka irvailevat minulle voikukkien loistossa katukiveyksen koloissa.

Eikö maailma näe tätä tuskaa, jota sydämeni huokuu, kantaa sisällään? Miksi maailma ei pysähdy, vaikka lapseni on kuollut?! Hän oli kuollut jo ennen elämänsä alkua, vai oliko? Kuvittelenko minä, vai kuoliko jotain? Eikö sittenkään mitään? Äidin rakkaus ei ainakaan, sitä minä vielä tunnen.

Tunnen, olen siis hengissä. Hengitän. Mutta miksi en tunne muuta kuin tuskaa, suunnatontan ikävää, kaipuuta? Voi jos joku voisi antaa minulle siivet, lentäisin pois täältä, kotiin, missä ikinä se onkaan. Olisin kuin Ikaros lentäessäni tästä surun merestä helpotuksen aurinkoon, ei, siipeni ovat jo palaneet, ei niillä enää voi lentää. Vai kasvavatko ne takaisin? Ajan myötä? Näkisinkö sinut siellä, auringon kultaisissa säteissä?

Eroosio kuluttaa kiviä, kuten elämä minua. Juuri nyt ei ole jäljellä kuin hiekan jyviä, joita tuuli paiskoo auringon kultaamille dyyneille. Minä olen siellä. Tiedän, että siellä olet sinäkin, rakas lapseni, kanssani kauimmin kuin koskaan. Sieltä en katoa, sieltä sinä et katoa, siellä voimme katsella yhdessä, miten laskeva aurinko kultaa jokaisen vihreän meren pisaran, kruunaa jokaisen pienimmänkin hiekan jyväsen. Jokainen tuulen henkäys tuo hiekan jyvän lisää, aurinko kultaa taas uuden pienen pisaran meressä. Meressä, joka rannalta katsoen näyttää loputtomalta, loppua ei ole.

Silloin minä ymmärsin, että meitä on monta, aivan liian monta hiekanjyvää yksinäisellä rannalla. En olekaan tuskani kanssa yksin.

"Kyyneleet ovat ehtymätön luonnon vara"

Pikkulintu Piiperoinen

81

Kulta-hippu

Hei kaikki kanssasisaret,

Hienoa, että on olemassa tällainen foorumi jakaa tätä kipeätä kokemusta. Haluankin heti jakaa tarinani kanssanne.

Täytin eilen 38 vuotta. Toissapäivänä, syntymäpäiväni aattona minulle tehtiin raskaudenkeskeytys raskausviikolla 14+1, syynä trisomia 13.

Tämän ensimmäisen raskauteni ajoitus oli täydellinen. Raskaustestin tein tammikuun 20. päivä kuukautisten ollessa myöhässä joitakin päiviä. Ilo, ihmetys ja kiitollisuus täyttivät mieleni, kun näimme mieheni kanssa testipuikon kaksi kirkasta viivaa. Melko työkeskeisenä ihmisenä ällistyin niistä muutoksista, joita hormonit itsessäni aiheuttivat. Työasiat tuntuivat edelleen mielekkäiltä, mutta niiden painoarvo muuttui. Rakas tanssiharrastukseni pysyi edelleen rakkaana, mutta koti-iltojen viettäminen, rauha ja levon tarve voittivat joka viikkoiset lauantaitanssit. Laskettu aika pienokaisellemme oli 18.9., parahiksi pari viikkoa määräaikaisen työsuhteeni päättymisen jälkeen. Olin valmis äitiyteen, iloitsin siitä ja pidin raskauttani suurenmoisena lahjana. Onneani täydensi puolisoni vilpitön ilo ja myötäelo sen jokaisessa vaiheessa. Meistä tulisi ihan oikea perhe.

Raskauteni alkuviikot sujuivat hyvin. Unen tarve lisääntyi huomattavasti, uusia mielihaluja ilmeni ja ajoittaista etovaa oloa esiintyi, mutta kaikkiseltaan voin hyvin. Havaitsin, että minulle kohtuus kaikessa oli paras hyvinvoinnin edellytys. Kun söin kohtuullisia määriä kohtuullisen terveellistä ruokaa, nukuin riittävästi ja liikuin säännöllisesti, niin sekä minä, että Hipuksi nimeämämme pikkuinen, voimme hyvin ja eloisasti.

Ottaessani yhteyttä neuvolaan meille kerrottiin kunnan tarjoamasta vapaaehtoisesta istukkabiopsiasta viitaten korkeahkoon ikääni. Tutkimus tuntui lähinnä muodollisuudelta, mutta päätimme

82

tehdä sen varmistuaksemme, että kaikki olisi hyvin. Tuloksia enemmän jännitti testiin liittyvä 1,5 % lisääntynyt keskenmenoriski, mutta varmistettuani, että Naistenklinikan osaston ylilääkäri olisi "puikoissa", asetuin suhteellisen rauhallisin mielin pötköttämään tutkimuspöydälle. Istukkanäytteen ottohan tehdään ultran avulla, joten tapahtuma oli samalla Hipun näkeminen ensimmäistä kertaa. Istukkanäyte otettiin minulta raskausviikolla 12+1. Oli lumoavaa katsella monitorista, että juuri ja juuri pömpöttävässä masussani tosiaan asui pikkuinen. Hippu taputteli käsiään, kääntyili ja hieroskeli naamaansa. Pää–perämitta oli 5,1 mm, mikä vastasi pari päivää nuorempaa sikiötä kuin mitä kuukautiset indikoivat. Valtava hellyys täytti mielen ja koko raskaus konkretisoitui uudelle tasolle. Jäimme positiivisin ja toiveikkain mielin odottamaan kirjettä.

Alkuraskauden aikana tuntemani väsymyskin alkoi hellittämään ja oloni normalisoitui. Rintojen aristaminen väheni ja uskaltauduin jopa tekemään ensimmäisen vaatehankintani, yhtä kuppikokoa suuremmat, tukevat liivit. Selailin vaatekatalogeja, kävin vaivihkaa tavaratalojen mammaosastoilla vilkaistuani, ettei tuttuja silmäpareja ollut lähimailla, ja paloin halusta hankkia lisää äitiysvaatteita. Päätin kuitenkin odottaa kunnes kirje saapuisi.

Viikko sitten tiistaina ei tullut kirjettä, vaan puhelinsoitto Naistenklinikalta kesken työpäivän klo 13.50. Sikiöllämme oli todettu trisomia kromosomissa 13. Sikiö oli sairas ja odotettavissa olisi vakavia kehityshäiriöitä. Sopisiko meille perinnöllisyyslääkärin vastaanotto seuraavana päivänä? Tottahan se sopi. Maailma pysähtyi.

Soitin miehelleni, mutten saanut häntä kiinni. Jätin tyrskivän viestin hänen vastaajaansa ja heti perään lyhyen tekstiviestin: Soita heti. Sillä välin soitin siskolleni, joka onneksi kesken luentonsa vastasi puhelimeen ja tarjoutui tapaamaan, vaikkapa saman tien, mikäli tukea tarvitsisin. Kuin ihmeen kaupalla juuri noina hetkinä kukaan ei tullut koputtamaan työhuoneeni ovelle, huonetoverini oli poissa eikä puhelin soinut kertaakaan. Totesin, etten pystyisi tuottamaan enää ainuttakaan sähköpostilausetta saati tekemään mitään muuta, joten pinosin paperini, suljin koneen ja kävelin hierojan vastaanotolle, jolle minulla oli aika sopivasti keskellä työpäivää.

Suljin hierojan huoneen oven ja vaivoin sain sanottua hänelle, että Naistenklinikalta soitettiin, jonka jälkeen padot aukesivat. Itkin suoraa huutoa hänen olkaansa vasten. Siinä me istuimme vastakkain koko hieronta-ajan. Minä itkin ja puhuin ja hän kuunteli. Kuunteli vain ja oli hiljaa kanssani. Mieheni soitti saatuaan viestini, hieroja sai olla todistamassa myös sen hetken, kun mieheni sai tiedon tragediastamme. Oli onni, että olin hänelle raskaudestani ehtinyt kertoa ja että hänellä oli rauhallinen suljettu soppi, jossa saatoin murtua ja jakaa ensijärkytystäni.

Tiistai-ilta ja keskiviikko aamu menivät kuin sumussa lääkäriaikaa odotellen. Istuimme sylikkäin sohvalla ja pohdimme erilaisia mahdollisuuksia. Voisiko tutkimuksissa olla tapahtunut virhe? Miksi tulokset tulivat niin nopeasti? Eikö niitä tarkisteta useamman kerran, jos tulos näyttää negatiiviselta? Välillä mietin, että oliko kaikki unta, tämä ei voi tapahtua meille, ei Hippu voi olla sairas, sen on oltava joku muu.

Perinnöllisyyslääkäri kumosi kuitenkin kaikki epäilymme. Virheitä ei näissä prosesseissa satu ja tiedot varmistetaan moneen kertaan. Sikiö on sairas ja sen elinennuste on heikko. Keskenmeno voi tulla millä hetkellä hyvänsä. Sikiö syntyy todennäköisesti etuajassa, pienikokoisena ja elää vajaan kuukauden. Sydänvika sekä aivojen rakenneviat ovat yleisiä, kuusi sormea mahdollista ja kasvojen epämuodostumat todennäköisiä. Meillä olisi siis kaksi vaihtoehtoa, joko jatkaa odotusta ja saada parasta mahdollista hoitoa tietäen nämä tosiasiat tai sitten keskeyttää raskaus.

Raskaudenkeskeytykseen tarvitaan lupa Terveydenhuollon oikeusturvakeskukselta ja meidän tapauksessamme luvan saanti olisi itsestään selvää. Hakemuksemme käsiteltäisiin seuraavan aamun kokouksessa ja nopeimmillaan toimenpide voitaisiin suorittaa seuraavana maanantaina. Päätöksemme teimme yksimielisesti lääkäriä kuunnellessamme. Lohtua toi tieto, että kromosomihäiriö oli syntynyt hedelmöityshetkellä ja me emme olisi pystyneet millään toimenpiteillä ennaltaehkäisemään saati korjaamaan sitä. Kyseessä oli huono tuuri ja todennäköisyys sen toistumiseen meidän kohdallamme olisi prosentin luokkaa, mikäli onnistuisin tulemaan uudelleen raskaaksi. Uusi raskaus olisi kaikin puolin mahdollinen lähes saman tien eikä raskauden keskeytys lisäisi keskenmenon riskiä jatkossa millään tavalla.

Perinnöllisyyslääkärin käynnin jälkeen meidät ohjattiin jatkokeskusteluihin käytännön järjestelyistä kätilön kanssa. Kuulematta meidän mielipidettämme, kätilö saapui huoneeseen ja avasi keskustelun tarjoamalla aloitusajaksi jo seuraavaa päivää eli viime viikon torstaita. Sitten kaikki olisi nopeasti ohi. Puntaroimme tätä vaihtoehtoa, mutta lääkärin aikaisemmin mainitsema muutaman päivän viive tuntui paremmalta. Kaikki oli tapahtunut niin nopeasti, psyyke tarvitsi aikaa sulatella ja sopeutua tilanteeseen. Halusimme myös hyvästellä Hipun ja jättää rauhassa jäähyväiset. Pitäydyimme siis alkuperäisessä aikataulussa; sunnuntaina Mifegyne-tabletti ja maanantaina kuolleen sikiön synnytys Cytotecin käynnistämänä.

Loppuviikon tein kotoa käsin käytännön järjestelyitä, jotta voisin olla rauhassa kuluneen viikon sairaslomalla. Kerroin esimiehelleni päätöksestämme, delegoin kiireisimmät työtehtävät, lähetin akuuteimmat sähköpostit ja ilmoitukset, etten ole tavoitettavissa tällä viikolla. Sain valtavasti myötätuntoa ja ymmärrystä lähimmiltä työtovereiltani. Tuntui hyvältä todeta, että minulla on hyvin antoisa työ ja mukava paikka jonne palata. Koko elämä ei loppuisi tähän murheelliseen tapahtumaan. Elämässäni on monta palasta, jotka tuottavat minulle suurta tyydytystä ja mielihyvää ja tästäkin selviän.

Nyt on vain aika mennä tämän tuskan ja kivun läpi ja rauhoittaa elämä tämän läpielämiseen. Ei ollut tarvetta paeta töihin vaan minuun laskeutui suostumus ja rauha ottaa vastaan mitä tuleman piti. Koitti sunnuntai, 19.3. ja oli aika käynnistää raskaudenkeskeytyksen tekninen prosessi. Kirjauduin sisään Naistenklinikan pysähtyneen tuntuiseen sunnuntaiaamupäivään. Aluksi viisissäkymmenissä ollut, hyvin ystävällinen ja ammattitaitoisen oloinen kätilö selosti meille yksityiskohtaisesti mitä tuleman pitää seuraavan kahden päivän aikana. Tieto toi turvallisuutta ja rauhoitti jännittynyttä mieltäni. Helpotusta lisäsi se, että Mifegyne ei vaikuttaisi olooni sunnuntain aikana millään tavalla, vaan voisin syödä, liikkua ja elää täysin normaalisti koko sunnuntaipäivän. Näin myös tapahtui. Kotiuduimme ja oloni oli vakaa. Nukuin tavattoman sikeät parin tunnin päiväunet ja keskeytymättömät yöunet, mikä tuntui tärkeältä maanantain ponnistuksia ajatellen.

Saavuimme uuteen hektiseen viikkoon heränneeseen Naistenklinikan osasto 30:lle maanantaina puoli kymmenen aikoihin. Jälleen meitä oli vastassa kerrassaan sympaattinen nuori raikas kätilö, joka teititteli ja jopa niiasi kohdatessamme. Tunsin itseni tädiksi. Vaihdoin sairaalavaatteet ylleni. Hyvin tomerasti ja samalla lempeän määrätietoisesti hän kertasi maanantain tulevan tapahtumaskenaarion, jonka päätteeksi asetti kaksi ensimmäistä Cytotecia emättimeeni ja antoi päälle kipulääkkeet. Kello oli tuolloin noin 9.45. Jäin odottamaan ensimmäisiä tuntemuksia. Kuukautiskivun kaltainen jomotus hiipi pikkuhiljaa alavatsaan. Ensimmäinen tunti piti olla tablettien asettamisen jälkeen makuulla, jotta lääkkeet ehtisivät imeytyä elimistöön.

Noustessani sängystä yhdentoista aikoihin tunsin lievää pahoinvointia ja kävin oksentamassa kevyen aamiaiseni. Oksentaminen ei pelottanut tai hätäännyttänyt minua, koska siitä oli varoitettu, vaan se helpotti ja tuntui lähes luonnolliselta, asiaankuuluvalta tapahtumalta.

Liikuskelin hetken osaston käytävässä mieheni kanssa, mutta pahoinvointi pakotti vetäytymään takaisiin huoneeseeni ja oksentamaan nyt jo vatsanesteet. Elimistöni tuntui reagoivan voimakkaasti ylimääräisiin kemikaaleihin. Pikkuhiljaa jomotuksena alkanut alavatsakipu voimistui ja aloin miettiä lisäkipulääkityksen pyytämistä. Sinnittelin hiukan liian kauan, sillä samassa suhteessa kun edellisten kipulääkkeiden vaikutus heikkeni, lisääntyi Sytotecin vääntö. Kahdeltatoista olo alkoi olla jo sietämätön ja hoitajan kutsuun vastaaminen tuntui pieneltä ikuisuudelta. Heittelehdin sängyssä ympäriinsä, kokeilin seisomista, lantion pyöritystä, sikiöasentoa, jumppaamista, istumista, mitä vain, mutta tuloksetta. Kylvin hiessä, voihkin ja kiemurtelin. Ennen puolta yhtä sain kaksi piikkiä pakaraani, mutta oloani se ei tuntunut helpottuvan. Hoitaja kantoi sänkyni viereen portatiivin ja pyysi kokeilemaan siinä istumista ja ikään kuin kovan kakan tekemistä. Ponnistin aikani mutta tuloksetta. Portatiivilla istuminen hellitti kuitenkin hetkeksi yhtäjaksoista poltetta.

Varttia vaille yksi oli kulunut kolme tuntia ensimmäisistä Cytoteceista ja oli aikaa ladata uudet panokset piippuun. Tilanne tuntui pöllöltä, sillä poltoista ei ollut puutetta. Toteltava kuitenkin oli ja taas oli tunti makuuasentoa tiedossa. Pyysin toisen piikkisatsin kipulääkettä samaan syssyyn, sillä en halunnut samanlaisten kipulieskojen riehuvan alavatsassani enää. Vähitellen lääkkeet alkoivat vaikuttaa ja oloni muuttui uneliaaksi. Supistukset muuttuivat aaltoliikkeiksi ja suvantovaiheissa nukahtelin. Tätä vaihetta kesti noin puolitoista tuntia.

Puoli kolmen aikoihin aloin taas ennakoida supistelujen voimistumista ja pyysin lisää petidiiniä pakaraan. Tuskin hoitaja oli saanut piikin pistettyä kun yhtäkkiä tunsin, että housuni kastuivat märiksi. Lapsivesi tuli täysin arvaamatta. Ihmeellistä, kuinka pelkän lapsiveden tuleminen katkaisi kivulta terävimmän kärjen kuin veitsellä leikaten. Hoitaja onnitteli lapsivedestä vaikka kaikki sairaalavaatteet lakanoita myöten oli vaihdettava. Hän pyysi minua varovasti istuutumaan portatiiville jos sieltä vaikka tulisi jotain muutakin. Ponnistamatta, täysin itsestään, hetken kuluttua noin kello 14.45 tunsin portatiiviin putoavan hieman jotakin ja hetken päästä jotain suurempaa, jonka tiesin vaistomaisesti olevan sikiömme. Tapahtuma oli täysin kivuton. Tikistelin vielä tovin, jos vaikka istukka syntyisi samalla kertaa, mutta se antoi odottaa itseään. Kätilö leikkasi napanuoran ja pyysi minua asettumaan takaisin makuulle odottelemaan seuraavaa vaihetta, istukan syntymistä.

Kun kohtu oli suurimman tehtävänsä tehnyt, oli oloni täydellisen voipunut. Sain hädin tuskin silmäni pidettyä auki ja muutenkin koko tapahtuma tuntui pökerryttävältä. Aamuvuorossa ollut omahoitajamme vei sikiön punnittavaksi ja mitattavaksi ja luovutti vastuun seuraajalleen. Nukahdin.

Heräsin varttia vaille neljä, kun uusi, niin ikään sympaattinen, hoitajamme tuli tuomaan viimeisen satsin Cytotecia, sekä lapsemme näytille. Vielä pitäisi kohdulle antaa apuja, jotta se jaksaisi punnertaa istukan ulos ja supistella itsensä kohti omia alkuperäisiä mittojaan. Lääkkeet annettiin tällä kertaa kielen alle. Lääkkeiden sulamista odotellessa hoitaja kysyi halusimmeko me nähdä pikkuisen. Pyysimme häntä ensin kuvailemaan miltä se näyttää. Kuvailujen perusteella pienokainen oli pään mustelmia ja lievää lituskaisuutta lukuun ottamatta normaalin näköinen eikä hoitajalla ollut mitään sitä vastaan, että katsoisimme sitä. Päätimme tehdä niin. Kaarimaljassa kyljellään sikiöasennossa makasi hauras, noin 11 senttiä pitkä, 30–40 grammaa painava poikamme. Meidän Hippu. Sillä oli laihat jalat ja kädet, molemmissa viisi varvasta ja sormea. Pään muoto oli hiukan ylöspäin suippeneva ja kallon yläosassa oli verihyytymä tai joku tummempi mustelma. Tuntui hyvin koskettavalta nähdä hänet. Hipusta jäi kaunis, levollinen muisto. Siinä hän lepäsi.

88

Istukka oli kuitenkin vielä synnyttämättä. Koska oloani seurattiin eikä vielä oltu varmoja kaavinnan tarpeellisuudesta, minun käskettiin olla juomatta. Jano yltyi mielettömäksi ja suuni tuntui Saharan autiomaalta. Cytotecin jämiä kulkeutui suupieliini eikä lääke meinannut millään sulaa johtuen suuni kuivuudesta. Olin valmis minkälaiseen kaavintaan tai toimenpiteeseen tahansa jos vain saisin juoda ja nopeasti. Puoli viiden aikoihin tunsin tarvetta pissata. Istahdin portatiiville ja yhtä vaivattomasti kuin sikiö oli pullahtanut ulos pari tuntia aikaisemmin, putkahti istukka ulos kohdustani. Kutsuin hoitajan paikalle, hän suoritti tarvittavat toimenpiteet ja käski minut alapesulle. Outoa oli, etteivät paikat olleet lainkaan kipeät, vaan alapesu tuntui ihan tavalliselta, vaikka olin juuri synnyttänyt sekä sikiön että istukan. Seurasi puolen tunnin jälkivuodon seurantavaihe, jonka jälkeen tehtäisiin päätös kaavinnasta.

Kätilö saapui puolen tunnin kuluttua ja kertoi, että istukan kaikki osat olivat olleet portatiivissa, kaavinnalle ei ollut siis tarvetta ja saisin tuota pikaa iltapalaa. Nautimme teestä ja voileivistä, olimme helpottuneita. Urakka oli ohi ja kohta pääsisimme kotiin. Kyselimme vielä hoitajalta kotihoidosta, sikiön siunaamisesta ja kaikesta mahdollisesta, lepäsimme hetken vierekkäin sairaalavuoteellani ja noin varttia vaille kahdeksan hyvästelimme osasto 30:n.

Ulkona odotti keväisen raikas maaliskuinen maanantai-ilta. Olo oli absurdi. Ulkomaailma menee menojaan, auto oli 10 tuntia parkkihallissa ja sillä välin minä tein itseni ytimiin menevän syväsukelluksen ihmisyyteen. Yhden päivän aikana, yhdessä huoneessa muutaman neliömetrin alueella minä synnytin kuolleen poikamme. Katselin kaikkea erilaisten linssien läpi.

Kaikesta tästä on tätä kirjoittaessani kulunut nyt vasta kaksi päivää. Olen sairaslomalla ja vietän hiljaiseloa. Olot vaihtelevat rauhallisuudesta äkillisiin itkukohtauksiin. Musiikkikappale, arkinen toimi, mielikuva tai lause saattaa laukaista itkun ja sitten on taas ihan tyyntä. Kohtu supistelee kuiskaillen kerran pari päivässä ja jälkivuoto on maltillista. Keho palautuu hyvää vauhtia omiin mittoihinsa, mieli on hitaampi. Otan vastaan mitä tuleman pitää. Alan ajatella tätä raskautta kaarena, joka tulee pikkuhiljaa päätökseen. Tunnen surua, haikeutta ja kiitollisuutta. Elämä jatkuu.

Kulta-Hippu

Enkelipojallemme

Meidän tarinamme sai alkunsa iloisista keväisistä tunnelmista. Pari viikkoa vapun jälkeen tein raskaustestin jännityksen vallassa. Muutokset kehossani sen olivat jo kertoneet hienovaraisesti, mutta testiin piirtyvä punainen viiva varmisti tiedon: sinä olit tehnyt pesän minun masuuni. Voi kuinka iloinen olinkaan saadessani kertoa tulevalle isälle uutisen. Lähimmät kuulivat suuren salaisuuden melko pian, mutta ihan kaikille emme vielä kertoneet. Edellisen syksyn keskenmeno oli saanut meidät varovaisemmiksi. Mutta nythän kaikki olisi toisin. Eihän meidän kohdalle voisi osua toista kertaa niin suurta onnettomuutta. Voi miten väärin tuolloin ajattelinkaan!

Ensimmäisellä neuvolakäynnillä varasimme ajan lääkärille ja np-ultraan. Neuvolalääkärin vastaanotolla makasin jännittyneenä Dopplerin alla. Pienen etsinnän jälkeen sinun sydänäänesi löytyivät. Pienen veturin lailla sydämesi jyskytti ja olimme niin helpottuneita: sinä olet elossa!

Np-ultraan menimme helteisenä heinäkuun aamuna. Nyt saisimme nähdä sinut ensi kertaa. Liikuit vilkkaasti monitorilla ja olit niin suloisen näköinen! Ultraava lääkäri mittaili sinua ja kokosi vastasi viikkoja täsmälleen. Ainoa pieni huolenaihe oli hieman normaalia suurempi niskaturvotus. Lääkäri esitteli meille kaaviota ja näytti mihin kohtaan sinun turvotuksesi (3mm) kaaviolla osui. Lääkäri rauhoitteli meitä kertoen, että turvotuksen ei välttämättä tarvitse merkitä mitään pahaa. Halutessamme selvyyden asiasta, voisimme teettää joko istukka- tai lapsivesitutkimuksen. Istukkatutkimukseen emme tahtoneet keskenmenoriskin takia, joten saimme lähetteen lapsivesitutkimukseen kolmen viikon päähän.

Sillä välin odotusaikani jatkui tavalliseen tahtiin, masuni pyöristyi ja aloit liikkua pienessä pesässäsi. En antanut itselleni lupaa huolestua vielä, kaiken täytyi olla hyvin tällä kertaa.

Lapsivesinäyte otettiin ja sitten alkoi jännittävä tulosten odotus. Odotus päättyi aamuna noin viikko näytteen oton jälkeen, jolloin sain pelätyn puhelinsoiton Perinnöllisyyspoliklinikalta. Sinun kromosomeissasi oli jotain outoa, niinpä haluttiin tutkia myös minun ja isäsi kromosomit. Seuraavalla viikolla saimme kutsun tulla kuulemaan tuomiomme. Tuolloin maailmamme romahti. Minulta löytynyt balansoitunut kromosomitranslokaatio oli periytynyt sinulle epätasapainoisessa muodossa. Perinnöllisyyslääkäri ei osannut tarkkaan sanoa, minkälaisia vammoja sinulla tulisi olemaan, mutta vakuutti kuitenkin sinun olevan erittäin vaikeasti vammainen. Elinikääsi ei myöskään pystytty ennustamaan, ehkä olisit jaksanut elää synnytykseen asti, ehkä et. Joka tapauksessa kärsimyksiä täynnä olevaa elämää olisit joutunut elämään. Niinpä päädyimme kipeään ja tuskalliseen ratkaisuun suojellaksemme sinua, pieni poikamme, kaikelta pahalta. Ennemmin kärsimme itse tämän suunnattoman menetyksen, kuin että antaisimme sinun kokea kipuja.

Keskeytyspäivä sovittiin seuraavalle viikolle. Sain ajan, jolloin pitäisi hakea ensimmäinen, keskeytyksen aloittava tabletti. Sen tabletin nielaistessani pyysin ensimmäisen kerran anteeksi sinulta, enkelini.

Elokuisena, kauniin aurinkoisena aamuna saavuimme mieheni kanssa Tyksiin, naistentautien osastolle klo 8, huonosti nukutun yön jälkeen. Ensimmäiseksi meidät ohjattiin laboratorioon verikokeiden ottoa varten. Sieltä palasimme takaisin osastolle, jossa sydämellinen ja empaattinen hoitaja otti meidät hoiviinsa. Pääsimme omaan huoneeseen ja vaihdoin sairaalavaatteet päälleni. Klo 9 sain ensimmäisen annoksen Cytotec-tabletteja sekä kipulääkettä. Sain heti alusta alkaen tipan kautta ravintoliuosta suoraan suoneen. Janontunne oli kova, mutta juoda en silti saanut mahdollisen kaavinnan varalta.

Klo 12 sain toisen annoksen Cytotecia. Ensimmäinen annos ei juuri ollut aiheuttanut kipuja. Tämän toisen annoksenkin jälkeen ne pysyivät siedettävinä. Ennen kolmatta annosta kivut kovenivat ja hoitaja laittoi kipupiikin. Se vei kovimmilta supistuksilta terän. Hoitajien työvuoro vaihtui ja uudet, kaksi hoitajaa käyvivät luonani. Cytotecit aiheuttivat supistusten lisäksi nyt myös vilunväristyksiä ja huonoa oloa. Makasin kylkiasennossa sängyllä, se tuntui parhaimmalta asennolta ottaa vastaan supistukset, joita tuli noin viiden minuutin välein.

Klo 18 laitettiin neljäs annos Cytoteciä ja samalla myös kipupiikki pakaraan. Jos nämä eivät tehoaisi, joutuisin jäämään osastolle yöksi ja asiaa jatkettaisiin seuraavana aamuna. Puolen tunnin kuluttua maatessani selälläni vuoteella, tuli yhtäkkiä tunne, että jotain olisikin nyt tulossa. Asettauduin varovasti portatiivin päälle ja kutsuin hoitajan paikalle. Kävi ilmi, että pieni enkelimme oli juuri syntynyt. Sinä synnyit sikiökalvojen sisällä ilman lapsivesien menoa. Hoitajat auttoivat minut takaisin sängylle odottamaan istukan syntymistä. He veivät sinut siistittäväksi ennen kuin näyttäisivät sinut meille.

Hoitaja toi sinut kaarimaljassa vihreän liinan alla. Hän raotti liinaa vain osittain ja kysyinkin oliko sinulla ulkoisia vammoja. Totesimme, että sinun toinen jalkasi oli epämuodostunut, jalkateräsi oli vääntynyt pahannäköiseen asentoon. Muutoin olit täydellisen näköinen ja niin suloinen poika. Mahtuisit juuri sopivasti äitisi tai isäsi kämmenelle. Olit tummunut väriltäsi. Hoitajan mukaan se on merkki siitä, että olet jo jonkin aikaa ollut kuolleena kohdussani. Hoitaja poistui ja jätti meidät hetkeksi kolmestaan, pienen perheemme. Hyvästelimme mieheni kanssa sinut, rakas poikamme. Kerroin sinulle, miten paljon sinua odotettiin ja rakastettiin ja miten surullisia olemme kun emme saaneet sinua pitää kauempaa luonamme. Pyysin sinulta anteeksi, sitä että keskeytimme raskauden, teimme sen kuitenkin sinun vuoksesi. Suutelin pientä otsaasi ja sitten sinun oli aika lähteä.

Istukka syntyi klo 20.00 ja näytti olevan kokonainen. En siis joutuisi kaavintaan, vaan parin tunnin tarkkailun jälkeen pääsisimme lähtemään kotiin. Elämäni raskain päivä olisi takanapäin. Nyt tuosta surun päivästä on kulunut noin 7 viikkoa. Ajalla on tapana parantaa syvimmätkin haavat, niin myös meidän tapauksessamme. Suru on tietenkin edelleen läsnä, eikä se milloinkaan katoa. Se kuitenkin siirtyy vähitellen taka-alalle, palaten välillä mieleen voimakkaampana. Ikävä pientä poikaamme on aika ajoin musertava, mutta tiedän, että hänellä on nyt hyvä olla, Jumalan kämmenellä.

Sininen hetki

Terhi

21.6.

Ei tähän osannut ollenkaan varautua, vaikka sitä kuvitteli varautuneensa. Miksei raskauden jatkaminen ja pikku-Downtytön synnyttäminen nyt (kun varma tieto kromosomeista on saatu) tunnukaan enää yhtään vähemmän syylliseltä ja ahdistavalta kuin se ilmeisen syyllinen ja ahdistava vaihtoehto päättää pienen elämä?!

Itken käytännössä koko ajan ja syytän itseäni kaikesta, erityisesti siitä, että otin riskin ja siitä, että nyt edes mietin (mietimme) sitäkin vaihtoehtoa, jonka en aikaisemmin uskonut olevankaan edes vaihtoehto.

Jokainen liike, joita tuntuu jo todella paljon, saa aikaan valtavan tunnekuohun. Moni poikamme suloinen tempaus, pienet vauvat, vammaiset, miehen osoittama hellyys – kaikki saavat aikaan tunnekuohuja ja itkua. Ja valtavaa, musertavaa syyllisyyttä! Syyllisyyttä siitä, että peloistani huolimatta otin riskin ja siitä, etten vaihtanut ultraa heti lapsivesitutkimukseen. Syyllisyyttä siitä, että synnyttäisin lapsen, jolle en voi antaa elämässä selviytymiseen tarvittavia eväitä, vaan hän olisi aina riippuvainen muista ihmisistä ja pahimmillaan tulisi kaltoin kohdelluksi ja hyväksikäytetyksi, kun me emme enää hänestä itse pysty huolehtimaan. Syyllisyyttä siitä, miten paljon hänen isoveljensä (joka itsekin on vasta kaksivuotias) joutuisi kärsimään siskonsa mahdollisesti hyvinkin vaativan hoidon ja siskosta hänelle aikanaan jäävän vastuun vuoksi. Syyllisyyttä ja tuskaa siitä, että punnitsemme tätä kaikkea nyt, kun jo tiedämme ja tunnemme pikkuisen olevan eläväisen pienen tytön.

Pelkään, etten kestä keskeytystä. Mutta sitäkin enemmän pelkään, etten kestä nähdä lapseni kärsimyksiä, joista joka ikisestä syytän itseäni. Miten hänen sitten käy, ellen minä pysy kasassa!?

27.6.

Olen tänään ottanut ensimmäisen ja peruuttamattoman askeleen raskauden keskeytyksessä. Juuri nyt on syyllisyyden tunne musertava ja olenkin pyydellyt pieneltä Down-tyttäreltämme anteeksi päätöstämme ja tekoani.

Olen jo 41-vuotias, kuten miehenikin, ja osasin kyllä pelätä kaikkea mahdollista jo ennen raskaaksituloa. Kuitenkin annoin pienen pienen mahdollisuuden raskaudelle – olisihan ollut niin mukava saada "elinikäinen luottohenkilö", sisko tai veli, kaksivuotiaalle pojallemme. Kun sitten tulin raskaaksi, vastoin kaikkia todennäköisyyksiä, pelkäsin pitkään kaikkea mahdollista. Kun kaikki oli kuitenkin niskapoimu-ultran (1,4mm) mukaan hienosti, eikä tarvetta jatkotutkimuksiin ollut, aloin pikkuhiljaa luottaa siihen, että ehkä kaikki menisi sittenkin hyvin.

Tuli odotettu rakenneultra. Miehen sisko hoiti poikaamme ja pääsimme ultraan yhdessä. Onneksi. Siellä oli kuulemma vaikeaa nähdä kaikkia sydämen rakenteita. Tämä saattoi kolmen eri henkilön mukaan johtua sikiön asennosta, jota ei saatu riittävän hyväksi näkyvyyden kannalta. Jo siellä huoneessa odotellessa pääsi itku. Mies yritti rauhoitella, että ei nyt murehdita ennenkuin on syytä. Minä vain jotenkin tiesin. Kuten olin kai "tiennyt" alusta asti. Ehkä juuri siksi en yrittänytkään saada miestä tuntemaan pienen liikkeitä, vaikka itse olin tuntenut ne jo pitkään.

Saimme ajan sikiötutkimusyksikköön Naistenklinikalle. Seuraavana päivänä aikaa aikaistettiin puhelimitse lähes viikolla. Kun sitten olimme STY:ssä tutkimuksissa, alkoivat pelot vaikuttaa sittenkin turhilta. Sydämestä löytyi vain pari "golfpalloa", joiden ei yksinään pitänyt olla suurikaan riskitekijä. Ikäni vuoksi kävimme kuitenkin perinnöllisyyslääkärin juttusilla ja olimme jo miehen kanssa päätyneet siihen, ettei lapsivesitutkimusta tarvittaisi. Mutta sitten ultrannut (Perinatologian erikois-)lääkäri pyysikin meidät

96

vielä takaisin, tarkistaakseen reisiluun mitan uudelleen.

Uudessa mittauksessa ilmenikin, että reisiluu (ja olkaluu?) oli kuin olikin yhden millimetrin sallitun rajan alapuolella ja näin ollen todennäköisyys kromosomipoikkeavuuteen nousikin jo huomattavaksi. Lyhyen mietinnän jälkeen halusimme sittenkin lapsivesitutkimuksen, johon meillä oli mahdollisuus päästä samantien. Sillähetkellä tuntui siltä, että oli parempi saada etukäteen varmuus ja päästä valmistautumaan, kuin elää epävarmuudessa seuraavat 20 viikkoa.

Kun varma tieto pikatestistä sitten tuli, kävimme perinnöllisyyslääkärin kanssa keskustelemassa ja saimme kotiin luettavaksemme erilaista materiaalia koskien Downin syndroomaa. Liityin myös netissä DS-lasten vanhempien vertaistukiryhmään ja luin aiheesta minkä jaksoin ja itkultani pystyin. Näissä merkeissä meni siis juhannuksemme. Vaikka olimme Downin mahdollisuudestakin puhuneet, ei tähän kaikkeen sittenkään ollut millään tavalla valmis! Emmehän me edes oikeasti tienneet 21-trisomiasta juuri mitään.

Tuntui ja tuntuu edelleen todella pahalta tehdä päätös toivotun tulokkaan elämästä ja kuolemasta, kun tunsi ja oli jo pitkään tuntenut pienokaisen liikkeet ja tiesi hänen olevan tyttö. Tulimme kuitenkin lopulta yhdessä tähän lopputulokseen ja nyt ratkaisumme on siis peruuttamaton. Huomenna on tarkoitus hyvästellä pikkuinen tyttäremme. Haluamme osallistua yhteiseen siunaustilaisuuteen ja haluaisimme pienokaiselle muistolaatan.

28.6.

Tästä en pysty puhumaan, enkä edes kirjoittamaan muualle. Ahdistaa valtavasti, kun ajattelenkin pienen tyttömme syntymää ja kuolemaa, joista tunnen raskasta syyllisyyttä.

En osannut aavistaakkaan, että kätilö toisi syliini vielä henkeään haukkovan pienen! Kätilö vain totesi järkytykseeni, että tuo voi

97

jatkua vielä pitkäänkin! Ei jäänyt kaunista muistoa tytön hyväste-
lystä, vaan tunsin ja tunnen vieläkin itseni entistäkin julmemmaksi
ihmiseksi. Ihmishirviöksi. Eihän tälläisen asian helppoa pidäkkään
olla, mutta tämä on kyllä raskas muistikuva koko loppuelämäksi. Ja
ellei synnytyssalin hyvästijättö olisi ollut riittävä järkytys ihmishir-
viölle, niin vielä varmuudeksi sain huomata osastolle huoneeseen
palattuamme, että pieni tyttömme oli paketoitu paperimytyn sisään
sänkyni päätyyn. Pieni muistutus siitä että hän kuoli henkeään
haukkoen vasta synnyttyään. Miten järkyttävää tuo kaikki olisikaan
voinut olla, ellen olisi ollut lähes turta kivuista, kipulääkkeistä,
ilokaasusta ja synnytyshormoneista.

Voiko tästä todellakin joskus toipua?
Terhi

Dinna

Olen 27-vuotias naimisissa oleva helsinkiläisnainen, karvalapsia löytyy eli pari kissaa ja gerbiiliä. Tässä meidän tarinamme.

18.10.
Näytti raskaustesti plussaa, olin sen jo arvannutkin, olihan paha olo vaivannut jo lähes ovulaatiosta asti. Miten oli mahdollista, että heti tärppäsi? Olo oli sekava mutta niin onnellinen.

Odotus lähti hyvin käyntiin ei siinä mitään, neuvolakäynnit menivät ok, sydänäänet kuuluivat, np-ultrassa oli myös kaikki kunnossa, mitä nyt vauva nuoreni viikolla mutta sehän on ihan normaalia.

6.2.
Rakenneultra; lapsen piti olla viikolla 19+2 (kuukautisista 20+2), mutta kätilöt saivat vain 17+3. Yritin kysellä, mikä vikana ja mistä johtuu, hakivat lääkärinkin siihen ihmettelemään. Sain sitten ajan sikiötutkimukseen perjantaiksi.

Ilta meni itkien, lopulta sain vakuuteltua, että kaikki on hyvin hirveiden itsesyytösten jälkeen. Kävin läpi kaikki ruokavaliosta mahdollisesta kissoista saatuun toksoplasmoosiin ja niihin pariin oluseen, jotka alkuraskaudesta nautin.

Ei sitten ollutkaan kaikki hyvin, perjantaina ultrattiin. Vauvan mitoissa oli heittoja, osa osista olisi ollut 18 viikkoa, osa vasta 16:sta. Joitain korostuneita suolikaasuja myös havaittiin. Sydän kai ok, mutta ei saatu tarkkaa kuvaa sikiön asennosta johtuen. Otettiin sitten lapsivesinäyte, jonka jälkeen käytiin geenilääkärin kanssa juttelemassa.

Perinnöllisyyslääkäri oli hyvin miellyttävä ja sympaattinen tyyppi, toisin kun tuo ultran tehnyt joka oli hieman tympeä. Mutta joo, häikkää oli ja epäiltiin vakavaa kromosomihäiriötä ja jos sitä ei löydy niin joku vakava luustohäiriö, tarkemmin en saanut tietoa. Lapsivesipunktion pikatesti tulisi tiistaina. Lääkäri kysyi mitä aiotte tehdä ja kyllä minä, jos tosiaan tilanne on näin, haen raskauden keskeytystä, olen jo aika pitkälle henkisesti varautunut vaikka ei kai siihen voi olla täysin valmistautunut :(

Olo vaihteli kliinisen neutraalista tiedän että "näin on tehtävä, parempi lapsellekin" -olosta epätoivoiseen "tapan itseni, kun olen näin huono ihminen" -oloon. Toivoisin että tämä olisi ohi mahdollisimman pian. Jotenkin olin tän jo aavistanut tammikuusta lähtien ja ihmisten iloiset onnittelut tekivät pahaa. STY oli perjantaina ja lauantaina änkesin tavalliset vaatteet päälle ja lopetin raskaanaolon.

14.2.
Kävin naistenklinikalla ja tein hakemuksen TEO:lle keskeytyksestä.

15.2.
Otin ensimmäisen lääkkeen ja pääsin kotiin.

16.2.
Sitten osastolle 30 ja kahdeksan jälkeen sain ekat lääkkeet emättimeen. Synnytys olikin sitten pitkä; 18 tuntia kesti (mies jaksoi koko ajan olla vierellä). Oli helpotus, kun synnytti eikä se kovin kivulias ollut, kipulääkkeet kai auttoivat ja oli vain helpottunut, että odotus oli ohi, tippa kädessä ahdisti ja sen laitto oli hankalaa, kun olin niin paniikissa, samoin verikokeet olivat yhtä tuskaa, yksi kätilö totesikin, että taidan pelätä piikkejä enemmän kun synnytystä.

Sikiö syntyi sitten sängylle, kun en kerennyt siihen metalliastialle. Ei haluttu katsoa. Istukka ei tullut ulos, joten yöllä mut vielä nukutettiin ja vietiin leikkaussaliin. Heräsin siinä viiden aikaan 17.2. aamulla nukutuksesta, oli kuulemma tullut enemmän verta kuin olisi pitänyt ja olivat huolissaan. Pääsin nukkumaan, olo oli hutera ja sekava. Sain antibioottia tipan kautta. Aamulla sitten en meinannut päästä pois, halusivat tarkkailla kuumetta ja tulehdusarvoja ja hemoglobiinia. Kuume oli mennyt pois, johtui keskeytyslääkkeistä ja tulehdusarvot ok, ainoa että hemoglobiini oli alhaalla muttei kuitenkaan hälyttävästi. Sain ihan hirveen hysteerisen kohtauksen koska halusin vaan pois enkä halunnut enää yhtään piikitystä. Lopulta lääkäri antoi luvan kunhan sain vielä yhdet antibiootit. Jälkineuvontaa lupailivat sitten vasta 2–3 kuukauden kuluttua, omalla terveysasemalla piti käydä jälkitarkastuksessa kuukauden kuluttua.

Oli ihanaa päästä kotiin, omaan sänkyyn, kissojen ja miehen viereen. Kolme päivää sain sairaslomaa, sitten töihin, mikä oli ihan ok.

Suru iski vasta pari–kolme viikkoa keskeytyksestä. Oli aika musertava. Pari kertaa kävin juttelemassa lääkäreiden kanssa, mutta enempää psykologista apua en hakenut, piti hakea mutta se vain jäi. Aloin käydä kuntosalilla ja fyysinen toiminta auttoi ihmeesti vaikka koskaan en mikään urheilijanuori olekaan ollut. Suru muuttui enem-mänkin vihaksi ja katkeruudeksi muita kohtaan, jotka olivat lapsen saaneet, sitten sekin lieveni, mutta tulee tuo tunne vieläkin aina välillä.

Kuukausi keskeytyksestä oli jälkitarkastus, ilmeisesti kohtutu-lehdus ja sain sitten antibiootit. Se parani. Jälkineuvontaan sain ajan nyt vappupäiväksi 30.4., tulos oli jotenkin lohdullinen. Vikaa oli niin paljon että varmasti tehtiin oikea päätös. Pikku-ressukka ei olisi tullut varmastikaan selviämään. Diagnoosi ilmeisesti paska tuuri. Istukan toiminnassa oli häikkää ja sikiö ei ollut saanut tarpeeksi ravintoa, sikiöllä oli myös sukupuolielimet kehittymättömät ja näyttikin tytöltä vaikka kromosomit olivat pojan, peräaukko oli myös kehittymätön.

Kromosomeissa ei siis ollut vikaa eikä geeneissäkään, tietenkin pieni mahdollisuus, että jokin peittyvästi periytyvä geeni äidin puolelta mutta ei kovin mahdollista kun suvussa ei vastaavia ole ollut. Infektiotakaan ei löytynyt. Perinnöllisyyslääkäri sanoi että jos joku syy joskus tulee esille niin ottavat yhteyttä. Jos uudelleen raskaudun niin saan sitten tuolta sty:stä tarkemmat ultrat jos halutaan, lapsivesipunktiota tai istukkabiobsiaa ei kuulemma tarvita varmistukseksi ottaa kun mikään ei niihin viittaa että niitä tarvittaisiin ja näin ollen ei turhaan oteta keskenmenoriskiä. Kovasti rohkaistiin yrittämään uudestaan.

3.5.

Olo on ihan hyvä, tosin vähän tuolla päässä välillä käy ajatus, että kohta olisin jäämässä äitiyslomalle ja oikeesti en nyt istuisi baarissa lasillisella vaan mulla ois iso maha ja elävä vauva..

Dinna

Kaarina

Tänään paistaa aurinko. Tiistaina 11.12.07 se ei meidän perheelle kuitenkaan paistanut.

Olin ollut niin iloinen ja onnellinen, täysin terveenä syntynyt esikoispoikamme saisi vihdoin paljon kaivatun pikkusisaruksen.

Kävelin yksin ensimmäiseen ultraan, mies oli töissä, ei se minua haitannut, kyllähän minä hyvin yksinkin pärjäisin. Tunsin vain onnea siitä, miten ihana olisi nähdä pienokaisemme ensimmäistä kertaa.

Samalla viimeistä kertaa. Kätilö ei saanutkaan kunnollista pää –perä mittaa, lääkäri pyydettiin paikalle, vaihdettiin paremmalle ultralle. Sitten tuli, tuomiomme; selvä tapaus: anenkefalia. Pienokaisen kallon luut eivät olleetkaan kehittyneet niin kuin olisi pitänyt, joten meidät lähetettiin naistenklinikalle jatkotutkimuksiin.

Vasta autoon päästyäni itkin. Soitin miehelleni, yritin selittää asiaa hänelle parhaani mukaan. En edes muista miten siinä onnistuin.

Kotimatkalla kävin vielä kaupassa ostamassa esikoisen musiikkileikkikoulun opettajalle lahjan viimeisen muskari kerran muistoksi. Tuo kauppareissu jäi pysyvästi mieleeni, sillä silloin naistenklinikalta soitettiin, että aika olisi jo torstaina.

Oli kamalaa istua muskarissa, itku kurkussa, katsella poikaamme esiintymistä iloisesti, niin tietämättömänä siitä, mitä ajatuksia mielessäni oli. En koskaan tulisi näkemään toista lastamme esiintymässä!

Torstaina menimme sitten naistenklinikalle. Ultrattiin, josta selkeät kuvat syöpyivät mieleeni ikuisiksi ajoiksi; ei kalloa, ei enää paljon aivojakaan, sillä lapsivesi oli "syönyt" suurimman osan niistä, sillä eihän niiden suojana ollut mitään!

Seuraavaksi perinnöllisyyslääkärin luokse. Meille kerrottiin, ettei tuollaiselle alkion varhaiskehitysvaiheen häiriölle ole minkäänlaista syytä löydetty, anenkefalia todetaan vuosittain yhdellä 1300 raskaana olevasta naisesta, ainoana oljen kortena meille tarjottiin foolihappoa, jos edes se auttaisi. Foolihaposta huolimatta anenkefalia uusiutuu 1–2% jo todetuista tapauksista.

Lopulta tuli raskaan päätöksen aika; halusimmeko raskauden keskeytyksen. Muita vaihtoehtoja ei ollut, vauvammehan ei voinut kuitenkaan elää kohdun ulkopuolella, jos edes loppuraskautta pysyisi hengissä!

18.12.07 kävimme naistenklinikalta hakemassa keltarauhashormonin ja seuraavana aamuna kaikki sitten alkoi.

Menimme osastolle aamulla kahdeksalta, yhteen mennessä kaikki oli jo ohitse. Olin edellisenä iltana maininnut miehelleni, että lapsemme oli jo kuollut ja tuo tunne vain vahvistui kun kaikki kävi loppujen lopuksi niin nopeasti.

Vauvan sukupuolta emme vielä saneet tietää, (enkä tiedä haluammeko edes) sillä niin kovasti tyttöä halusin.

Siunaustilaisuus oli 3.1.08 Lastenklinikan kappelissa, olimme siellä ainoa pariskunta paikalla. Tilaisuus oli kaunis, mieleeni jäivät laulun sanat "maan korvessa kulkevi lapsosen tie, hänt' ihana enkeli kotihin vie".

Monet ovat jälkeenpäin kyselleet miten pärjäämme, jäin miettimään, että ehkä yllättävänkin hyvin sikseen, että meillä oli selkeä syy, kun taas keskenmenosta ei yleensä voi tietää. Ehkä keskenmenosta kestäisi kauemmin päästä taas jaloilleen, en tiedä. Ainakin tuo on asia, johon voin jollain tapaa tukeutua.

Kaarina

ps: Lapsemme, pieni enkelimme olisi ollut kauan kaipaamme tyttö.

Nelliisa

Lähdimme keväällä yrittämään silloin kaksivuotiaalle tyttärellemme pikkusiskoa tai -veljeä. Edellisenä syksynä olin saanut spontaanin keskenmenon kahdeksannella raskausviikolla, joten toiveet raskauden onnistumisesta olivat nyt sitäkin suuremmat ja toiveikkaat. Olin tullut aiemmin melko helposti raskaaksi, ja niin tälläkin kertaa. Ensimmäisellä neuvolakäynnillä ilmoitin viimeisten kuukautisten alkamispäiväksi, josta raskauden lasketaan saaneensa alkunsa, tuon epäonnen päivän 13. perjantain. Vielä tuossa vaiheessa emme voineet aavistaa, miten paljon tuo päivä, jos nyt näin voi ja saa sanoa, meille tuottikaan epäonnea.

Raskaus eteni normaalisti. Np-ultrassa lääkärin mukaan kaikki näytti hyvältä. Mielestäni vauva näkyi ultrassa paljon epäselvemmin verrattuna siihen, miten esikoinen oli ultrassa tuossa vaiheessa näkynyt. Lääkäri kyllä totesi, hänen olevan hieman pieni, mutta niskaturvotus oli vain 1 mm eli normaalin rajoissa ja raajat näkyivät, niin kaikkihan näytti sitten hyvältä. Ensimmäisen ultran jälkeen ajattelin, sillä lääkärin mukaanhan kaikki oli kunnossa, että sain raskaudesta nyt myös viimein luvan nauttia.

Ultran jälkeen raskaus etenikin normaalisti, neuvolassa sydämen äänet kuuluivat todella hyvin. Vähitellen päästessäni raskaudessa jo lähemmäs puolta väliä, useasti mietin, ettei vatsani ollut kasvanut kovinkaan paljon; voisi hieman liioitellen sanoa, että normaalit farkkuni mahtuivat minulle vielä. Vatsani oli kuitenkin selvästi sen verran kasvanut, että raskauteni näkyi. Olin luottavainen, neuvolassakin vakuuteltiin kaiken olevan kunnossa.

Mennessäni rakenneultraan muistan vieläkin, kuinka etsin parkkipaikalta autolle paikkaa puoleksi tunniksi. Ajattelin, ettei aikaa sen enempää tarvitse varata tällaiseen rutiinitarkastukseen. Avomieheni oli työreissulla, joten menin ultraan yksin. Rakenneultrassa kätilö

105

löysi ensin vauvan päästä kaksi kystaa, mutta rauhoitteli, että nämä ovat usein sikiöaikaisia ja lähtevät useimmiten itsestään pois. Ultraa jatkettiin; vauvalta löytyi munuaiset, maksa ja niin edespäin eli kaikki tarvittavat "osat", mitä pieneen vauvaan tarvitaan. Hetken kätilö etsi vauvan kättä/käsivartta, mutta lausahti sitten, että sehän lepäsi mukavasti vauvan rinnan päällä. Kätilö jatkoi, oli pitkään hiljaista, lopulta kommentti: "Kuule, musta tuntuu, että vauvan käsi on tällainen lyhyt. Kaikki raajat ovat lyhyitä." Enempää ei tarvittu, maailmani romahti siinä silmänräpäyksessä.

Mitä ihmettä? Meidänkö vauvalla? Tunsin miten murhe, tuska, pelko ja epätietoisuus lävistivät kroppani. Kätilö vei minut viereiseen huoneeseen lääkärin tarkistettavaksi, mutta tiesin jo, että kätilö ei ollut voinut nähdä väärin tuollaista asiaa. Lääkäri oli sama, joka oli tehnyt np-ultran ja totesi heti ultraa katsoessaan tuon klassisen lauseen; "Täällä ei ole nyt kaikki kunnossa". Hämmennyksen keskellä mieleeni nousi myös kiukku, sillä hänhän oli juuri np-ultrassa sanonut kaiken olleen kunnossa, vaikka kuinka asiasta olin jo silloin tiedustellut. Siltä istumalta sain vielä lähetteen erikoisultraan samalle päivälle, jossa kolmanteen kertaan todettiin vauvalla vakava kehityshäiriö.

Tuomio oli kova; vauvalla ei ollut mitään elinmahdollisuuksia. Mieli oli synkkä, musta, itkuinen ja olo henkisesti rikkinäinen. Päivä oli ollut äärettömän raskas. Oli vaikea käsittää mitä päivän aikana oli tapahtunut – miten kaikki oli hetkessä muuttunut – aamulla vielä olimme olleet siinä uskossa, että meille tulee vauva. Ennen erikoisultrasta lähtöäni allekirjoitin lupahakemuksen keskeytykseen.

Perinnöllisyyslääkärin mukaan keskeytykseen päätymällä kellon aikaa vain vähän siirrettiin, sillä vauva olisi jo mitä todennäköisimmin kuollut raskauden aikana kohdussa, ainakin hyvin pian syntymän jälkeen. Keskeytyspäätöstä helpotti suuresti se, että mitään ei ollut tehtävissä. On myös pakko myöntää, että kuullessani vauvan vakavasta kehityshäiriöstä lyhyine raajoineen, minulle tuli hetkellisesti paniikki; loin mielikuvissani odottavani jotain kamalaa "hirviötä", joka oli saatava nopeasti pois ja siten nollata tilanne. Jouduimme odottamaan neljä päivää keskeytykseen. Päivät olivat elämäni raskaimpia, itkun täyttämiä. Mielessäni pyöri varmasti monelle saman kokeneelle perustavanlaatuinen kysymys; miksi meille? Avomiestä eniten askarrutti se, mistä tämä kaikki johtui, mitä oli tehty väärin? Oliko hän tehnyt jotain väärin, entä minä? Raskauden keskeytys tehtiin raskausviikolla 21.

Keskeytyspäivä oli jännityksen täyteinen, koska emme tienneet, mitä päivältä odottaa. Keskeytys aloitettiin lääkityksellä aamulla yhdeksältä. Iltapäivällä kahdelta vauva syntyi, kylmästi portaaviin. Perinnöllisyyslääkärin mukaan synnytys kävi nopeasti, mikä hänen mukaansa saattoi olla merkki siitä, että vauva oli muutoinkin jo tuloillaan. Kipulääkkeiden turvin synnytyskivut eivät olleet kovin kovat ja synnytys sinänsä sujui hyvin. Sairaanhoitaja vei vauvan puhdistettavaksi, lupasi sen jälkeen tuoda hänet minulle nähtäväksi. Sillä välin itse epäonnekseni jouduin vielä kaavintaan, sillä istukka ei irronnut itsestään. Avomieheni ei halunnut nähdä lasta, hän ei siihen pystynyt. Minä halusin; minun täytyi nähdä, mitä sisälläni oli kasvanut. Päätöksestä nähdä lapsemme olen erittäin tyytyväinen, sillä vauvan näkeminen myös muutti käsitystäni lapsestamme, jätti samalla ikuisen kuvamuiston, jota vaalia. Kuvailin suloista vauvaa myös avomiehelleni.

Katsoessani lastamme hän ei todellakaan, ei missään nimessä ollut minkäänlainen "hirviö". Päinvastoin ihana pieni tyttövauva, josta kuitenkin erotti, etteivät raajat olleet täysimittaiset, silti sormenpäät, varpaat ja kyynärpäät häneltä löytyivät kaikki. Muistan, että katsellessani lastamme, etsin kovasti hänen kasvoistaan piirteitä isästään tai isosiskostaan, mutta niitä ei tuntunut kovin löytyvän, silloin unohdin itseni. Vasta jälkeenpäin tajusin, mikäli hän jotain meistä

107

muistutti, niin kasvonpiirteiltään hän muistutti selvästi eniten minua itseäni, äitiänsä. Hetki, jolloin näin lapsemme, ei unohdu koskaan. Kuva hänestä säilyy mielessäni varmasti läpi elämän. Varsinainen surutyö alkoi keskeytyksen jälkeen. Ehkä vasta silloin aloimme todella käsittää, mitä oikein oli tapahtunut. Sairaalasta kotiin lähtiessämme perinnöllisyyslääkäri kävi vielä luonamme keskustelemassa lapsesta ja puhui myös tyhjän sylin tunnusta. Niinhän se todellakin oli. Sairaalasta lähtiessämme syli tuntui tyhjältä, ei ollut vauvaa kotiin vietäväksi, vain tyhjä, niin tyhjä, syli.

Sain sairaslomaa viikon, olisin varmasti saanut enemmänkin. Minulle nopea arkeen palaaminen sopi kuitenkin parhaiten. Tiesin, että kotiin jäämällä vauvaa ei tule, asiat eivät muutu. Oli jatkettava eteenpäin. Koska työni luonne on tietokoneen ääressä istumista, eikä aktiivista sosiaalista toimintaa, arkeen palaaminen oli helpompaa. Aluksi päivät kuluivatkin tietokoneen ruutua sumuisin silmin tuijotellen, mitään siinä sen enempää näkemättä, saati töitä tekemällä. Arkeen palaaminen kuitenkin vei eteenpäin, auttoi omalla tavallaan jaksamaan. Tietysti oma perhe ja kaikesta tapahtuneesta tietämätön iloinen esikoinen pitivät arjen syrjässä kiinni.

Tunsin, että yhteinen menetys myös lujitti entisestään suhdettamme. Puhuimme tapahtuneesta, mutta molemmilla oli myös oma tapansa surra ja käydä asiaa läpi. Tunsin esimerkiksi, miten mies monesti yksin pohti asiaa, mutta ei puhunut. Keskustelupalsta saman kokeneiden kanssa oli (ja on edelleen) myös valtava henkireikä; kokemusten jakamisen lisäksi palstalle kirjautuminen auttoi huomaamaan, että kokemuksen kanssa ei ollut yksin. Toisten kokemuksia lukiessani vasta käsitin, miten paljon ja miten monista eri sikiön kehityshäiriöistä keskeytyspäätöksiä joudutaankaan tekemään.

Kuusi viikkoa keskeytyksestä pääsimme sekä perinnöllisyyslääkärin puheille, että minä jälkitarkastukseen, kuulemaan vauvamme

108

kehityshäiriöstä. Olimme odottaneet tuota päivää. Odotimme vastausta; mistä vauvamme sairaus johtui, miksi meidän vauvalle oli näin käynyt, miksi meille? Meillä oli kova halu ja tarve saada tietää, mistä kaikki johtui, miksi vauvalla ei ollut ollut kaikki hyvin. Saada jokin vastaus, vaikka tiesimmehän, että syytä ei välttämättä löydy. Perinnöllisyyslääkäri oli sama, jonka olin tavannut jo aiemmin sairaalassa ollessani. Hän oli ystävällinen ja kertoi juurta jaksaen vauvan kehityshäiriöstä ja häiriön synnyn tapahtumaketjusta. Kehityshäiriön syyksi oli löydetty Osteogenesis Imperfecta (tyyppi 2) eli vakava kuolemaan johtava luuston kehityshäiriö. Kehityshäiriö, geenimutaatio, oli tapahtunut jo hedelmöittymisvaiheessa, joten koko "vauvaprojekti" oli näin ollen ollut "tuhoon tuomittu" heti lähtökuopista alkaen, ilman, että me vauvan vanhemmat olisimme siitä mitään tietäneet, saatikka sitä voineet estää tai muutoin siihen vaikuttaa.

Vauvan luut olivat olleet niin hauraat, että jo kohdussa potkiessaan luut olivat murtuneet, ja luutuneet aina uudelleen hieman eri kohtiin. Virheasentoihin parantuneiden murtumien seurauksena raajat olivat lyhyet ja epämuotoiset. Monesti ajatuksissa on jälkeenpäin pyörinyt kysymys siitä, mistä ihmeestä tällainen geenimutaatio meidän kohdalle sattui; suvussakaan ei ole mitään vastaavaa. Jos jotain hyvää, niin sairaus ei ollut perinnöllinen, vaan sattuman kauppaa, huonoa tuuria.

Uutta lasta ajatellen, uusiutumisriski on ainoastaan 1–2 prosenttia. Eräs toinen lääkäri myöhemmin sanoi, että kaupungissa, jossa asumme, on ainoastaan promillen luokkaa saada vauva, jolla on kyseinen vauvamme sairaus. Ja niin sama kysymys toistuu yhä vain; miksi sitten juuri meidän vauva? Miksi juuri meidän "tuuriamme"? Mutta lopulta on pitänyt vain antaa periksi ja todeta näin käyneen nyt juuri meille, tai että näin oli tarkoitettu. Siitä huolimatta, että olen monesti miettinyt asiaa siltä kannalta, että miksi tapahtunut osui juuri meidän perheelle, ei suinkaan tarkoita sitä, että olisin kokemusta yhtään sen enempää toivonut kenellekään toiselle, vaan ylipäänsä sitä, että miksi tällaista piti sattua. Tämä kokemus on myös opettanut jotain itsestäni, omasta vahvuudestani selviytyä ja jatkaa pää pystyssä eteenpäin. Keskeytyksen jälkeen päätin, että tästä mennään vain eteenpäin. Tapahtuneelle emme itse voineet mitään. Tiesin, että surkuttelu ja itseensä käpertyminen eivät auta tuomaan vauvaa meille takaisin terveenä ja elävänä. Toisaalta kokemus on myös auttanut olemaan kiitollinen siitä, mitä meillä jo on, ja iloitsemaan elämän hyvistä asioista. Mutta toisaalta mieli on yhä herkässä oman vauvan menetyksestä.

Nyt keskeytyksestä on jo puolitoista vuotta. Ei kovin montaa päivää ole mennyt, ettenkö vauvaa olisi mielessäni ajatellut, käynyt läpi keskeytystä edeltäneitä ja sen jälkeisiä tapahtumia, sekä itse keskeytystä. Keskeytys kokemuksena on jättänyt elämän pituiset jäljet, lastaan ei unohda, ei koskaan. Eikä tarvitsekaan unohtaa, hänellä on oma paikkansa meidän vanhempien sydämessä. Vauvamme säilyy muistoissa, ja pienessä puisessa laatikossa, jonne olen tallettanut kaiken raskauden kulusta ja keskeytyksestä kertyneet paperit ja ultrakuvat, omaa mieltä lämmittäneet runot ynnä muuta.

Muistolehtoon palaamme yhä uudestaan ja uudestaan viemään kynttilän pienokaisellemme. Paikka on kaunis, ja hänen on varmasti siellä hyvä olla.

Kaikesta huolimatta elämä jatkuu. Toiveissamme elää yhä saada terve lapsi, pikkusisko tai -veli tyttärellemme. Sen toiveen lausun joka ilta iltarukouksessani, nyt entistäkin lujemmin uusien keskenmenojen jälkeen. Myös joskus iltaisin, kun nostan katseeni taivaalle ja näen kirkkaana tuikkivan tähden, muistuttaa tuo tähti rakkaasta enkelistämme.

Nyt keskeytyksen jälkeisen puolentoista vuoden aikana olen huomannut myös sen, että asiasta ei juuri puhuta, ellen itse ota asiaa esille; useimmat ystävät, tuttavat, työkaverit eivät juuri asiasta kysele, vaikka hyvin tietävät tapahtuneen. Asiasta on tullut kuin tabu, johon ei vähäisimmälläkään väreellä viitata. Asia on kuin pyyhkäisty pois, ikään kuin sitä ei olisi koskaan meille tapahtunutkaan. Itse koen sen näin. Uskon, että ihmiset joko hyvää hyvyyttään eivät halua puhua arasta aiheesta, ikään kuin muistuttaa meitä ikävästä tapahtumasta, tai sitten yksinkertaisesti arasta aiheesta ei osata puhua, tai ehkä todennäköisimmin ihmiset jo todella uskovat asian unohtuneen, eihän keskeytys heille niin suuri asia ole ollut. Siitä olen iloinen, että olen pystynyt iloitsemaan ystävieni raskauksista, en ole katkeroitunut omasta kokemuksestani. On kuitenkin myönnettävä, että syvällä sisimmässäni pilkottaa vihreä kateus niitä raskaana olevia kohtaan, joilla kaikki sujuu hyvin sen suuremmitta ongelmitta ja terve lapsi tupsahtaa maailmaan ajallaan. Toisaalta onhan se niinkin, että jokainen kerta, kun joku ystävistämme tai tuttavistamme kertoo odottavansa lasta, kirpaisee se mieltä ja muistuttaa omasta toiveestamme saada terve vauva. Olen myös joutunut kohtaamaan sen tunteen, mitä on kokea, kun toinen onnistuu; kertoo raskaudesta, sen etenemisestä ja onnen hehkusta, ja saa suloisen palkinnon eli terveen lapsen, kun samalla itse nielen kyyneleeni ja oman pettymykseni omasta kokemuksestani, silloin yritän ja haluan näyttää iloista naamaa toisen onnelle.

-Nelliisa-

111

Enkelilleni

Äidin rakas kultatyttö, äidillä on sinua niin ikävä. Tänään oli se päivä, jota neljä ja puoli vuotta sitten jännityksellä odotimme. Tänään sinun piti viettää synttäreitä, nyt kasassa olisi jo neljä vuotta. Kävi toisin ja sinä synnyit jo talvella 2002, aivan joulun lähellä. Olit niin kaunis, suloinen pikkuinen tyttö! Äiti lupasi silloin, että hän rakastaa sinua aina, eikä koskaan unohda omaa esikoistaan ja sinua olenkin sydämessäni kantanut kaikki nämä vuodet. Tänäänkin kaulassani on koru, Myy-riipus, muistona sinusta.

Sinä opetit miten raastavaa on äidin rakkaus, miten rajaton ja suuri tunne se onkaan. Mitä on toivoa, taistella ja sitten luovuttaa, rakkauden vuoksi. Mitä on rakastaa niin paljon, että mieluummin itse kantaa kaiken surun ja tuskan, kivun sydämessä, kuin antaisi oman lapsensa kärsiä. Mitä on rakastaa niin paljon, että tajuaa suurinta rakkaudesta olevan kyky luopua silloin kun sen aika koittaa.

Muutama vuosi myöhemmin sait veljen huolehdittavaksesi, peräänkatsottavaksi. Muistan yhä sen unen sairaalassa, kun näin sinut, pienen pellavatukkaisen, nauravaisen tyttöni. Lohdutit minua; pidät veljestäsi hyvän huolen ja minun ei tarvitse itkeä, tapaammehan me vielä jonain päivänä. Näytit juuri siltä, jolta tyttäreni haaveilin näyttävän – kesäiseltä auringonpaisteelta yhdistettynä mansikoihin ja kypsän viljapellon kultaväreihin. Olit iloinen ja nauravainen, tiesin, että sinulla on hyvä olla.

Nyt toivon että suojelet myös siskoasi, joka vielä äidin kohdussa majailee. Viikon kuluttua me tiedämme miten siskollesi käy, saatko hänestäkin leikkikaverin vai saako äiti hänet vihdoin syliinsä. Eikä se, vaikka äiti saisi siskosi syliin asti, tarkoita sitä, että äiti sinut unohtaisi, ei sinua ja veljeäsi korvaa kukaan tai aika paina unholaan. Äiti rakastaa sinua mittaamattomasti, aina.

Enkelilleni, Kati

112

Milla

Pientä enkelipoikaamme kaivaten

Kirjoitan tätä kirjoitusta 6 kk ja 3 päivää raskaudenkeskeytyksen jälkeen. Paljon, niin paljon on koettu siinä ajassa. Onneksi en etukäteen tiennyt mitä kulunut vuosi toisi tullessaan. En edes osannut kuvitella miten paljon pystyn suremaan, kaipaamaan ja rakastamaan. En osannut edes aavistaa miten syvää ja mustaa suru voi olla, miltä tuntuu, kun menettää uskonsa elämään, ei pysty näkemään maailmassa yhtään hyvää asiaa. En osannut kuvitella ennen tätä tapahtumaa miten pienessä hetkessä tulevaisuuden unelmat voivat räjähtää pirstaleiksi ja miten sydän voidaan repiä niin riekaleiseksi.

Tapahtumat alkoivat kesäkuusta, josta lähtien olimme toivoneet haikaran vierailevan meidänkin luonamme. Olimme olleet tietysti pettyneitä, kun toivottua raskautta ei vaan kuulunut kuukausi kuukauden jälkeen. Huhtikuussa sain yllättäen tietää olevani raskaana. Uutinen oli yllättävä ja samalla mahtavan upea! Vihdoinkin meistä tulisi äiti ja isä, kokonainen perhe, unelmiemme täyttymys!!

Raskaana

Alusta alkaen minulla oli epäilevä olo. Vatsaa nipisteli ja välillä vatsakivut olivat aika koviakin. Olin tietysti huolissani ja kerroin huolistani kerta toisensa jälkeen neuvolassa. Neuvolassa minua rauhoittelevat ja neuvoivat vain uskomaan itseeni ja luottamaan, että kaikki tulisi menemään hienosti. Heidän mielestään ensimmäisessä raskaudessa kaikki hermoilevat turhaan.

Yritin itsekin uskoa siihen, mutta silti minua epäilytti. En osannut edes kuvailla sitä tuntemusta, mutta minulla yksinkertaisesti oli sellainen olo ettei kaikki voi olla kunnossa. Sydänäänet kuitenkin kuuluivat joka neuvolakerralla joten aloin sitten itsekin uskoa kuvittelevani asioita ja yritin nauttia pitkään odotetusta raskaudestani.

113

Olen yleensä hyvin avoin ihminen, mutta kuitenkaan raskaudesta en vielä silloinkaan halunnut kertoa kuin ihan läheisimmille ihmisille. Töissä eräs vanhempi rouva uteli: "Onko teille tulossa perheenlisäystä?" Valehtelin hänelle päin kasvoja sanoen: "olen vaan pulskistunut" ja virnistelin päälle. Tunsin syvän piston omassatunnossani, kun tuolla tavalla valehtelin mukavalle ihmiselle. Jostain syystä en vain yksinkertaisesti halunnut kertoa vielä vaikka oli jo ohitettu se maagisena pidetty 12 raskausviikon kriittinen raja.

19.7. neuvola

Kalenterissani lukee siinä kohdalla: "vatsakivut, niskapoimumittaus, väsymys ja mammajumppa". Ensiodottajana en tiennyt raskausasioista juuri mitään vaan luotin saavani neuvolasta kaiken tarvitsemani tiedon. Joistakin nettikeskusteluista mieleeni jäi sana niskapoimumittaus ja kysyinkin neuvolan tädiltä seuraavalla neuvola käynnilläni missä vaiheessa sellainen tehtäisiin ja miksei siitä ole kukaan kertonut minulle neuvolassa aiemmin mitään. Sain tietää, ettei asuin kaupunkini tarjoa alkuajanultraa vaan ainoastaan rakenneultran, joka yleensä on vasta viikoilla 18–22. Neuvolan täti totesi minun turhaan sellaisia miettivän, varsinkin jos meillä ei suvussa ollut ollut mitään suurempia poikkeuksia ja toisekseen niskapoimumittaus olisi pitänyt tehdä jo aikoja sitten. Ihmettelin hetken tätä asiaa, mutta mieleni asettui kuunnellessamme pikkuisemme sydänääniä. Nuo äänet rauhoittavat lopullisesti mieleni. Kaikkihan oli hyvin!

25.7.

Tutun tuttu tarjosi minulle omia lähes käyttämättömiä vauvatavaroita. Ajattelin vielä, ettei varmaan kannata ostaa niitä näin aikaisessa vaiheessa. Edelleen kävi päivittäin mielessä ajatus, että tässähän voi tapahtua vielä vaikka mitä. Ostin kuitenkin häneltä "starttipaketin" eli hoitopöydän, sitterin, turvakaukalon, rintarepun ja muutamia

114

vauvojen puuhaleluja. Kasasin ne meidän autotalliin odottamaan vauvan tuloa. Vaikka tavarat oli jo maksettu ja omiani, en tuntenut niitä omakseni. Tuntui kuin ne olisivat vain lainassa meillä. En vain saanut käytyä niitä autotallissa ihailemassa tai hypistelemässä.

19.8.

Lähdimme siskoni kanssa katselemaan vauvan huoneeseen hyllyjä, tauluja yms. vauvatavaroita. Jostain syystä en ollut ollenkaan yhtä innostunut kuin siskoni. Hän ihasteli milloin mitäkin ja oli suloisen onnellinen, kun hänestä tulisi vihdoin ja viimein täti. Olin varautunut shoppailemaan oikein kunnolla, mutta loppujen lopuksi ostinkin vain seinälampun vauvan huoneeseen. En mitään muuta. Oli oudon epämääräinen olo, jonka laitoin jatkuvan väsymyksen syyksi.

21.8. neuvola

Jälleen kerran olin saanut päähäni, että kaikki ei voisi olla kunnossa. Vatsaan koski taas lähes jatkuvasti. Kerroin jälleen huoleni ja ahdistukseni neuvolan tädille, mutta taas kerran sain vastaani vain rauhoittelua: "kaikki menee varmasti hyvin". Aloin itsekin iloita saman viikon aikana olevasta rakenneultrasta. Ajattelin, miten upeaa tulisi olemaan, kun mieskin pääsisi ensimmäistä kertaa kuulemaan meidän pienemme sydämenlyöntejä ja saisimme yhdessä kurkistaa pientä masuasukkiamme.

23.8. rakenneultra

Aamulla lähdimme hyvillä mielin paikalliseen keskussairaalaan. Aurinko paistoi ja hymyilimme mieheni kanssa toisillemme; miten elämä voikaan maistua näin hyvälle! Vielä pihassa halasimme toisi-amme ja menimme sitten käsi kädessä sairaalaan sisälle. Ilmoit-tautumisen jälkeen meidät ohjattiin odotustilaan. Siellä sain yht-äkkiä jonkun käsittämättömän ahdistuskohtauksen ja minun oli aivan PAKKO päästä ulos. Menimme ulos hetkeksi haistelemaan raitista ulkoilmaa, mies ihmettellen, mikä minuun nyt meni. Hetken päästä palasimme kuitenkin takaisin sisälle ja pääsimmekin melkein heti ultraan. Makasin jännittyneenä ja onnellisena katsellen miheni innostunutta ilmettä. Hymyilimme taas toisillemme leveää onnen hymyä. Vihdoinkin näimme miten meidän pieni heilutteli käsiään ja jalkojaan ruudulla, ihan kuin sanoen: "hei äiti ja iskä, täällä ollaan". Teki aivan mieli itkeä onnesta!!

Kätilö kuitenkin ihmetyksekseni sanoi, ettei hän oikein saa mittoja meidän pienen päästä. Tokaisi heti perään, että jos hänellä olisi enemmän aikaa, hän varmasti saisi mitat, mutta seuraava asiakas jo odottaa tuloaan. Hän ehdotti, että menisimme toiselle kätilölle, joka ultraisi alakautta. Vielä siinäkään vaiheessa en osannut epäillä, että jotain olisi pahasti pielessä.

Menimme reippain mielin toisen kätilön vastaanotolle. Hänen ilmeensä kiristyi melkein heti ja hän sanoikin jännittyneellä äänellä: "valitettavasti täällä ei nyt ole kaikki kunnossa". Meidän pienen pää ei ollutkaan kehittynyt normaalilla tavalla. Voi luoja mikä pommi!!! Ajattelin, että tämä on vain unta, kohta heräisin ja kaikki olisi taas kunnossa. Ei minulle voi käydä näin, ei voi, ei voi!! Näin miten miheni nostaa hiljaa kätensä kasvojensa eteen ja voihkaisi. Vatsaani alkoi vääntää, oksettaa, pyörryttää. Olo oli epätodellinen. Kätilö jätti meidät kahden ja lähti hakemaan ylilääkäriä varmistamaan tilanteen. Jäimme kahden miheni kanssa ja minä tunsin, miten aloin hiljalleen murentua murusiksi. Tipuin niin korkealta ja kovaa!! Pahimmat pelkoni olivat siis osoittautuneet todeksi. Ajattelin, että mieluummin kuolen itse kuin synnytän kuolevan lapsen!

Itkin hysteerisesti, mies vierelläni hoki lakonisen monotonisesti: "kyllä tästä selvitään, kyllä tästä selvitään". Paikalle tuli ylilääkäri, joka kylmän rauhallisesti, liiankin tunteettomasti totesi: "sikiö ei ole elinkelpoinen" ja lähti huoneesta pois. Kätilö yritti näyttää myötätuntoista ilmettä, mielestäni siinä tippaakaan onnistumatta. Teki mieleni lyödä häntä, vaikkei meidän pienen ongelma ole tietenkään hänen syytänsä, mutta jotenkin hänen reaktionsa oli niin läpinäkyvää, niin pinnallista ja kylmää. Olisi edes yrittänyt näytellä pahoillaan olevaa!

Sain sairaslomaa viikon ja meille kerrottiin, että Helsingistä otettaisiin lähipäivinä yhteyttä ja sieltä kerrottaisiin miten menetellään jatkossa. Kätilö selitti meille mitä seuraavaksi tapahtuisi, mutta olin niin poissa tolaltani, etten rekisteröinyt hänen sanojaan juuri lainkaan. Ainut, mikä jäi mieleen, olivat hänen sanansa: "soita neuvolaan ja peruuta seuraava aika". En tiennyt mitä siihen vastata, olin niin sekaisin, ettei minulle jäänyt mitään oikein kovin tarkkoja mielikuvia lähes mistään muustakaan.

Menimme jalat vapisten autolle ja lähdimme ajamaan takaisin kotiin päin. Kotiin oli sairaalalta matkaa noin 70 km ja näin jälkeenpäin ajateltuna, mies ei kyllä todellakaan ollut ajokuntoinen silloin, vaan täysin shokissa hänkin. Kumpikaan meistä ei muista siitä automatkasta mitään.

Pääsimme kotiin ja menimme suoraan sänkyyn ja peiton alle. Makasimme sylikkäin ja olimme vain hiljaa, puristaen toisiamme. Makasimme siinä valveilla tunteja. Ei ollut mitään sanottavaa ja toisen läheisyys oli ainut lohduttava asia tässä maailmassa. Aika ja koko muu maailma menittävät merkityksensä. Ystävät ja sukulaiset soittelivat huolestuneina, mutta en kerta kaikkiaan juuri silloin jaksanut vastata kenellekään. Minun lapseni tulisi kuolemaan, ettekö te TAJUA sitä!!!! Meidän esikoinen KUOLEE, enkä voisi tehdä sille mitään! Minun tehtäväni oli ollut suojella lastani kaikelta ja nyt olin epäonnistunut ainoassa TÄRKEÄSSÄ tehtävässäni, ettekö te ymmärrä!!!

117

25.8. Naistenklinikka, STY

Onneksi saimme ajan STY:n hyvin pian. En ollut syönyt enkä nukkunut (kahteen päivään) keskiviikon jälkeen. Olo oli hirveä, pelotti, pyörrytti, oksetti. Olin niin kateellinen onnellisille, hymyileville ihmisille.

Todella myötätuntoinen, ihana lääkäri ultrasi meidät. Silmissään kyyneleet hän kertoi meille, että valitettavasti meidän pienellämme oli anenkefalia. Tämä olisi selvä tapaus, ei toivoa, valitettavasti. Hän kuitenkin rohkaisi, että te olette vielä nuoria, ehditte vielä saada liudan terveitä lapsia. Ajattelin silloin mielessäni hiljaa, jotta saisinko tuon kirjallisena kiitos! Tunsin itseni hyvin vanhaksi, hyvin väsyneeksi ja hyvin epäonnistuneeksi.

Pääsimme perinnöllisyyslääkärin juttusille ja myös hän oli todella lämmin ja ihana ihminen. Hän selitti, että meillä oli ollut vain turkasen huono tuuri, ei tekemistä geenien tai perinnöllisyystekijöiden kanssa. Allekirjoitimme TEO:n raskaudenkeskeytyspaperit. Juttelimme vielä jonkun kolmannen henkilön kanssa (kätilö?), joka kertoi käytännön asioista liittyen keskeytykseen. Ensin hän selitti asioita lähinnä minulle, mutta huomasin itsekin kysyneeni jo kolmatta kertaa samaa kysymystä, joten sen jälkeen hän siirsi katseensa mieheeni ja selitti asiat miehelleni. Tyydyin vain istumaan hiljaa ja tuijottamaan apaattisena eteenpäin, luovutin. Lähdimme junalla takaisin kotiin, mies halasi minua lähes koko kotimatkan. Yritin taistella kyyneleitä vastaan junassa ja pystyinkin siihen aika hyvin. Menimme takaisin kotiin odottamaan seuraavaa soittoa Naistenklinikalta. Vasta kotona tulivat kyyneleet.

29.8. kotona

Huomenna olisi lähtö Helsinkiin ja raskaudenkeskeytykseen. Äitini ja isäni käyvivät meillä tuomassa sukulaisten antamia kukkia ja surunvalitteluja. Olin apaattinen ja teki mieleni haistattaa koko maailmalle. Miten maailma voi vaan jatkaa kulkuaan eteenpäin, kun meidän pikkuinen menehtyisi huomenna!! TAJUATTEKO!!! Meidän pieni tulee kuolemaan meidän päätöksemme takia. Me olimme päättäneet päättää hänen elämänsä! Yöllä kumpikin meistä miehen kanssa hyvästeli masuasukin. Mies piti käsiään viimeisen kerran vatsani päällä, emme nukkuneet juuri kumpikaan sinä yönä. Itketti vain.

30.8. Naistenklinikka, osasto 30

Kello 10.30 tapasimme lääkärin ja hän antoi minulle esilääkityksen, jonka jälkeen saimme poistua sairaalasta. Kyyneliä pidätellen nielaisin tabletin. Lähdimme kaupungille kuluttamaan aikaa. Kävelimme katuja vailla päämäärää. Kello 19.00 palasimme Naistenklinikalle, jossa minulle annettiin huone ja sairaalavaatteet. Mies jäi seurakseni pariksi tunniksi. Makasimme sairaalan sängyssä sylikkäin juurikaan puhumatta mitään. Sitten hänen täytyi lähteä, koska hän ei saanut jäädä sairaalaan yöksi. Hän lupasi tulla heti aamusta takaisin. Sain nukahtamispillerin, jonka avulla nukahdinkin sikeästi. Kello 2.00 yöllä en saanut enää unta, pelotti! Odotin vain aamua kuunnellen sairaalan ääniä. Joku itki jossakin huoneessa, hoitaja kulki pitkin käytäviä; eikö kukaan tule katsomaan minua?

31.8. osasto 30

Kello 6.00 laitettiin ensimmäiset lääkkeet kohdunsuulle. Katselin tv:tä juurikaan tajuamatta mitään. Enää ei itkettänyt, olin vaan aivan tyhjä ja turta. En tuntenut oikeastaan mitään, olin elävä kuollut. Kello 7.00 mies saapui sairaalaan seurakseni.

Kello 7.30 alkoivat aivan tajuttomat kivut. Yritin pinnistellä niitä vastaan, mutta mies sai minut suostuteltua soittamaan kelloa ja pyytämään kipulääkettä. Hoitaja tuli lähes välittömästi ja antoi kipulääkettä. Samalla laitettiin lisää tabletteja kohdunsuulle.

Kello 10.00 kivut iskivät taas kovasti. Yritin rentoutua ja olla välittämättä kivuista. Ne kuitenkin kovenivat ja kovenivat ja en enää pystynyt olemaan voihkimatta. Pyörin sängyssä tuskissani, hiki otsalla, kyyneleet poskille vierien. Kielsin miestä soittamasta hoitajaa vielä. Kello 11.00 mies kuitenkin soitti paikalle hoitajan, koska kipuni alkoivat olla niin kovat, etten pystynyt enää puhumaan, hampaani kalisivat yhteen ja tärisin holtittomasti. Makasin sikiöasennossa ja puristin rystyset valkoisina peittoa. Hoitaja sanoi: "nyt tulee luonto apuun ja homma on kohta ohi". Minut vietiin synnytyssaliin ja sain epiduraalin ja ilokaasua. Epiduraali auttoi ja pystyin taas hengittämään normaalisti.

Kaiken kaikkiaan meillä ehti olla 3 eri kätilöä. Olimme mieheni kanssa päättäneet jo etukäteen ettemme halunneet nähdä meidän pientä. Pelkäsin, että hän on pelottavan näköinen ja saisin painajaisia. Näinhän hänet jo ultrassa. Minusta hän näytti lähinnä joltain sammakolta ja tuntui pelottavalta, että sellainen "alien" asuisi minussa. Keskimmäinen, aivan ihana, empaattinen kätilö kuitenkin suositteli, että katsoisimme meidän pikkuisen. Hän oli niin lämmin ja auttavainen ja sai meidät uskomaan, että on kuitenkin parasta jo surutyöllekin katsoa pikkuinen. Hän lupasi pyhästi, että hän kapaloi pienen sillä tavalla, ettemme näkisi hänen päälaen epämuodostumaa. Suostuimme tähän.

Tunteja kului ja miehelleni tuotiin synnytyssaliin oma sänky, jotta hänkin voisi levätä välillä. Välillä supisteli kovastikin mutta mitään ei näyttänyt tapahtuvan. Olin kipulääkkeistä aika sekaisin. Tuntui, että laittaessani silmät kiinni, joku valkoinen valo tuli minua kohti. Pelkäsin, että tuo valo olisi kuolema enkä uskaltanut enää sulkea silmiäni.

Jossain vaiheessa kivut tulivat taas todella koviksi ja menin jonkinlaiseen paniikkiin ja hidastin hengittämistä. Tuntui helpolta lopettaa hengittäminen kokonaan. Tunsin miten kätilö läiski poskiani

120

ja raotteli silmiäni. Mies tuli viereeni, otti kädestä kiinni ja hoki: "hengitä, rakas, hengitä". Viereisessä huoneessa syntyi 3 tervettä vauvaa sinä aikana, kun me odottelimme meidän kuollutta esikoista. Sitten tunsin jotain kuumaa jalkojeni välissä, se oli lapsivesi. Vähän sen jälkeen tuli voimakas ponnistuksen tarve ja tunsin miten pienokaisemme liukui ulos minusta. Mies kysyi saisiko jo katsoa, mutta kätilö pyysi odottamaan vielä pienen hetken. Hetken kuluttua kätilö nostikin meidän nähtäväksemme meidän pienokaisen.

Kätilö oli laittanut pienokaisen kädet kauniisti ristiin vatsan päälle. Pikkuinen oli aivan täydellinen, täydelliset pienet sormet ja varpaat. Kasvoillaan hänellä oli jollain tapaa hyvin rauhallinen ilme. Kulmakarvoista ylöspäin hän oli epämuodostunut, mutta hän ei näyttänyt ollenkaan pelottavalta. Minusta hän oli niin kaunis ja täydellinen, selvästi poika. Meidän esikoispoika. Mies oli enemmän shokissa tässä vaiheessa kuin minä. Kuulin miten hän sanoo: "näyttää ihan He-man ukolta". Se kuulosti hellyttävältä korvissani vaikka ehkä ulkopuolisen mielestä outo tokaisu. Ehkäpä kipulääkkeillä oli osuutta asiaan.

Katselimme hetken meidän pientä ja sitten hänet peiteltiin sairaalan vihreällä leikkausliinalla ja jäimme odottamaan istukan syntymistä. Ihanan kätilön vuoro loppui ja hän joutui lähtemään. Hän halasi minua pitkään ja sanoi, että toivoo meille elämässä kaikkea hyvää. Olin niin onnellinen, että saimme juuri hänet tueksemme tälle raskaalle matkalle. Hän oli minun enkelini, jota halusin myöhemmin kiittää.

Vatsaani kävi painelemassa useampikin henkilö ja teki mieleni huutaa kivusta, niin kovakouraisesti he minua painelivat. Joku harjoittelija tuli vetämään napanuorasta ja tunnsi miten se katkesi. Olin varma, että osa istukasta jäi sisälleni. 17 tunnin koettelemuksen jälkeen toivoin vain pääseväni omaan huoneeseen nukkumaan ja että saisin juotavaa. Kamala jano!

Minut kuljetettiin takaisin yläkertaan ja vihdoinkin omaan huoneeseen. Vasta tässä vaiheessa tajusin, että meidän pikkuinen onkin samassa sängyssä kanssani. Hän oli peiteltynä metallisessa astiassa sänkyni jalkopäässä. Harjoittelija kysyi saisiko hän kurkistaa meidän pientä. Ennen kuin ehdin sanoa mitään, hän nosti jo leikkausliinan kulmaa ja kurkisti. Vihastuttaa!! Pientä kunnioitusta, kiitos! Harjoittelija uteli minkä ikäisiä lapsia meillä oli ennestään. Vastaan viimeisillä voimillani ettei meillä ole lapsia ollenkaan, tämä oli ensimmäisemme. Harjoittelija pahoitteli sanomisiaan, mutta en jaksanut enää keskustella hänen kanssaan. Mies lähti taas yöksi sairaalasta pois.

Nukahdin välittömästi vaikka en edelleenkään saanut juotavaa, siksi, että jos joutuisin aamulla vielä kaavintaan. Vähäsen sain kostuttaa huuliani vedellä, vesi maistuikin todella ihanalta rohtuneilla huulillani. Kello 4.00 aamulla havahduin siihen, että makasin omassa verilammikossa sängyssäni. Soitin hoitajan paikalle ja hän tuli vaihtamaan yöpaitani, lakanat ja laittoi minulle tipan aamuun asti. Kello 6.00 oli pakko päästä vessaan. Nousin varovasti ja tunsin miten kuumaa verta valui pitkin jalkojani. Vessaan oli pakko päästä! Kuljin varovasti ja työntelin tippapulloa edelläni. Verta tipahteli lattialle, mutta pääsin onnellisesti vessaan asti. Näin minusta tulleen verivanan ja omin voimin en sitten enää päässytkään takaisin sänkyyn. Soitin taas hoitajaa ja hän tuli viemään minut sänkyyni ja siivosi veriset jälkeni.

1.9. osasto 30
Sain aamupalaksi kohtua supistavia lääkkeitä. Yritettiin saada viimeiset istukan rippeet ulos minusta. Ihanaa, sain 2 lasia mehua! Miten hyvältä se maistuikaan. Lääkäri kävi katsomassa minua ja sanoi, että saisin lähteä heti, kun oloni siltä tuntuisi. Kävin suihkussa ja vilkaisin itseäni peilistä.

Pelästyin omaa kuvaani, olin vitivalkoinen ja keltainen sairaa-lapaita vain korosti kalpeuttani. Olo oli todella hutera. Tuntui, että silmissä pimenisi millä sekunnilla tahansa. Mies tuli isänsä kanssa hakemaan minua kotiin. Kävely oli hidasta ja kaikki voimat tuntuivat olevan poissa. Mies talutti minua ja piti tiukasti kiinni. Pääsin kotiin ja menin saman tien sänkyyn. Nukuin iltaan asti. Olin ihan tyhjä. Ei itketä, ei tee oikeastaan mitään. Makasin välillä sängyssä, välillä sohvalla. Vessassa pyörrytti, kun näin minusta edelleen vuotavan veren. Pikkuinen oli poissa! Esikoisemme oli kuollut! Olimme tappaneet hänet, murhanneet hänet. Olin kamala ihminen! En ollut ansainnut lasta.

Sairaslomalla

Olin sairaslomalla seuraavat 2,5 viikkoa. Päivät itkin ja siivosin, siivosin ja itken. Yöt pyörin sängyssä ja ikävöin. En halunnut lähteä edes ruokakauppaan. Halusin linnoittautua omaan kotiin, pakoon pahaa maailmaa. Ystävät ja läheiset soittelivat, mutta en jaksanut jutella heidän kanssaan. Mies hoiti sosiaalisen elämän, minä en jaksanut. Tuntui, että koko maailma on raskaana! Ystävät ja suku-laiset; joka puolelta tuli vauvan odotusuutisia. En kestäisi niitä, en juuri nyt! En halunnut tietää, älkää kertoko minulle. Säästäkää minua tuskalta ja kateudelta, tältä suunnattoman pahalta ololta!

Päivät ja yöt pohdin mielessäni MIKSI? Miksi tämä tapahtui juuri meille? Olinko tehnyt jotain niin pahaa elämässäni, että minulle kävi näin? Olinko ansainnut tämän? Olinko aiheuttanut tämän jotenkin itse? Aiheutinko negatiivisilla ajatuksillani tämän kauheuden?

Iltaisin nosti vähän lämpöä ja vatsa oli edelleen todella kipeä.

12.9. Kuusankosken aluesairaala

Jouduin vielä kaavintaan! Kuten pelkäsin, istukan rippeitä jäi sisälleni kaikesta huolimatta. Pelkäsin kaavintaa; mitä jos en enää herää nukutuksesta, mitä jos jotain menee pieleen. Mitä jos en enää koskaan voi tulla raskaaksi. Miksi minua näin koetellaan? Enkö ollut vielä kärsinyt tarpeeksi? Mitä minulta vielä vaaditaan?

14.9. soitan neuvolaan peruuttaakseni neuvola-ajan

Töksäytin asiani todella suoraan ja kylmästi: "meidän pieni ei ollut elinkelpoinen sikiön vaikean rakennevian vuoksi". En itke, en voihki, kerroin vaan kylmät faktat ja käskytin myös neuvolan tätiä: "kertokaa odottaville äideille niskapoimumittauksesta, vaikkei meidän kaupunki sitä kustanna. Se ei ole teiltä pois, jos kerrotte mahdollisuudesta käydä yksityisesti omalla kustannuksella sellaisessa".

Neuvolan täti myönteli ja olin jotenkin todella vihainen sinnekin päin. Kyllä, tiesin, eihän se ollut heidän vikansa, ei myöskään meidän pienen anenkefalia, mutta tunsin, että minulta salattiin tietoja. Tuntui kuin minua ei olisi KUUNNELTU!! Olin todella vihainen neuvolalle. Teki mieleni sanoa jotain tosi rumaa, mutta onneksi maltoin mieleni ja laitoin luurin tylysti kiinni. Toivottavasti onnistuin pilaamaan neuvolan tädinkin päivän!! Kyllä, olin itsekäs. Kyllä, minulla oli siihen oikeus!

13.10. psykologin luona

Huomasin, etten selviä tämän surun käsittelystä yksin. Soitin ajan yksityiselle psykologille. Saisin työterveyshuollon kautta ilmaiseksi käynnit, mutta en halunnut, että kukaan töissä saisi tietää. Tämä oli minun yksityisasiani, enkä halunnut kertoa siitä muille. Suru oli yksin minun, ei kenenkään muun.

Olin aivan hukassa itseni kanssa. Olin todella vihainen elämälle, koko maailmalle. Elämän tarkoitus oli kadonnut. Minne se katosi? Milloin se katosi? Pienen mukana? Väsytti vain koko ajan ja mikään ei huvittanut. Psykologi luokitteli minun kärsivän keskivaikeasta depressiosta. Anteeksi mitä? Oliko minulla masennus? Ei voi olla. Minä, joka olin ollut vahva ja selvinnyt vaikka mistä! No mutta sitten kuitenkin, myönsin, taisin todellakin olla masentunut. Itketti! Kävin psykologin juttusilla 2 kertaa, mutta tuntui, etten saanut sieltäkään henkistä helpotusta tähän olotilaani. Ahdisti! Rintaa puristi! Mikään ei kerta kaikkiaan kiinnostanut. Elämä oli paskaa!

Loka- ja marraskuu

Mustaa, mustaa, mustaa. Synkkää, synkkää, synkkää. Olin kuin tunnelissa, jossa ei näy valoa. Tunnelissa, josta ei ole ulospääsyä. Pelotti! Ahdisti!

18.11. Helsinki

tapaaminen internetin postituslistaisten kanssa

Olimme järjestäneet postituslistalaisten kesken tapaamisen. Meitä oli paikalla noin 10 saman kokenutta naista. Ihanaa oli huomata, etten todella sittenkään ollut yksin tämän asian kanssa. Itkimme ja kerroimme kukin oman kohtalomme. Voi miten jokaisen tarina sattui omaankin sydämeen. Itkeminen ja keskustelu puhdistivat omaa oloa huomattavasti. Tapaaminen oli upea! Loistavaa "terapiaa" rohtuneelle minälleni. Tämän tapaamisen voimalla jaksoin taas vähän aikaa.

20.12. Honkanummi

Tänään kävimme miehen kanssa ensimmäistä kertaa Honkanummella katsomassa meidän pienen "hautaa". Hänet oli tuhkattu ja hän oli uurnalehdossa. Veimme sinne "pojansinisen" lyhdyn, johon olin kiinnittänyt muovisen suojelusenkelin rautalangalla. Olin itkenyt vesiputouksen lailla, etsiessäni kaupoista sitä "täydellistä" lyhtyä. Hävetti, kun piileskelin kyyneleineni kaupassa hyllyjen välissä. Ihme ettei joku luullut minua myymälävarkaaksi.

Hetki Honkanummella oli harras ja itketti taas enemmän kuin aikoihin. Oli niin ikävä meidän pientä enkeliä. Tiesiköhän hän, miten paljon häntä edelleen ikävöin? Kaipasin häntä edelleen päivittäin. Ihanaa, kun mieskin halusi lähteä mukaani käymään Honkanummella, vaikka sinne oli meiltä matkaa yli 100 km. Sytytimme kynttilän lyhtyyn ja halasimme toisiamme.

15.1. laskettu aika

Tänään oli meidän pienen laskettu aika. Olin yllättävänkin hyvällä tuulella. Olin keksinyt uuden hyvän ahdistuksen poistokeinon (punaviinin ja suklaan ohella); vyöhyketerapia. Sieltä olin saanut sekä fyysistä että henkistä hyvää oloa. Joka kerta kuitenkin edelleen itketti siellä. Itkeminen puhdisti aina oloa ja terapeuttini oli todella ihana ihminen, oikea enkeli hänkin.

1.3. 6 kk keskeytyksestä

Välillä olo oli ihan hyvä, välillä tuli vieläkin aika rankkoja itkukohtauksia, mutta ne menivät suhteellisen nopeasti aina ohi. Päivääkään ei ole vielä kulunut, etten olisi meidän menetettyä pientä miettinyt. Tuleekohan sellaista päivää edes koskaan? Tänään mietin miten meillä pitäisi olla kotona 1.5 kk ikäinen vesseli. No ei ole, ei.

Uutta raskautta uskallettiin taas jo toivoa kovasti. Kuukautisten tulo tiputti aina pilven reunalta kipeästi alas, mutta toisaalta olo oli odottavan toiveikas. Ehkäpä me vielä joskus onnistumme? Toivotaan!

3.3. tänään kotona

Katselin aamulla kuinka linnut tekevät pesää pihalla olevaan linnun pönttöön. Huomasin, että oloni on suhteellisen hyvä ja kevyt. Sydämessä on taas eloa ja iloa. Kevään tulo ja valo saa hymyn taas kasvoilleni. Vauvoja on ystäville ja läheisille syntynyt tai on juuri

126

syntymäisillään. Ne eivät tee enää niin kipeää kuin alussa. Toisaalta ne pienet pojat edelleen hieman kirpaisevat minua, auts! Surun kanssa olen oppinut jotenkin elämään.

Meidän pienokaisemme lyhyt, mutta sitäkin tärkeämpi piipahdus tässä maailmassa, on opettanut minulle elämästä niin paljon. Olen löytänyt itsestäni aivan uuden minän. Olen tajunnut miten saan olla onnellinen siitä, että minulla on niin mahtava kumppani rinnallani ja miten paljon meillä on ympärillämme välittäviä ystäviä ja läheisiä. Edelleen minulla on kova tarve puhua tapahtuneesta. Tuntuu, että käännän keskustelun kuin keskustelun koskemaan keskeytystä ja meidän menetettyä pientä. Olen tajunnut nyt vasta senkin, että elämä on tässä ja nyt! Ei huomisessa eikä eilisessä, vaan hetkistä, niistä jokaisesta, pienimmästäkin, on osattava nauttia NYT.

Kiitos sinulle pieni enkelini, että sait minut ymmärtämään elämän tärkeät asiat. Toivottavasti me vielä joskus tapaamme. Saan sulkea sinut, rakkaimpani syliini ja kertoa miten kovasti olen kaivannut ja ajatellut sinua.

Ikuisesti Sinua pienokainen rakastaen ja kaivaten,
Milla.

Carola

Olen uusi täällä enkelinkosketuslistalla, vaikka enkelityttömme syntyi 11/91 eli siitä on jo kauan aikaa. Pahin suru on takana, mutta unohtaa sitä ei voi koskaan. Hänen jälkeensä meille on syntynyt 4 tervettä poikaa.

Sinä päivänä kun shokkiuutisen saimme, olimme menossa kättärille rakenneultraan; viikkoja oli silloin 20. Olimme mieheni kanssa todella onnellisia ja iloisia; pianhan näkisimme oman pienen rakkaan vauvamme ensimmäistä kertaa; siihen aikaan ei vielä ollut np-ultraa.

Sieltä "taivaista" tulimme sitten romahtaen alas, kun kätilö sanoi, ettei kaikki olekaan kunnossa; vauvan keuhkot ei olleet kunnossa. Meille kerrottiin, että nyt täytyisi röntgenlääkärin katsoa asiaa.

Siinä vaiheessa ajattelin tai enemmänkin toivoin, että lääkäri ei ehkä ollut osannutkaan oikein tulkita näkemäänsä tai sitten ihan mitä tahansa mikä toisi pienenkin toivon rippeen. Sitä, että jotain olisi vialla oli niin vaikea uskoa, sillä olinhan tuntenut hänen liikkeensä jo rv 16 lähtien, eivätkä potkut olleet heikentyneet, päinvastoin.

Rtg-lääkäri lopulta katsoi ultralla, paineli koneen nappuloita, näytölle tuli paljon eri värejä. Lääkäri ei sanonut mitään, lykkäsi vain paperit eteemme ja sanoi, että menkää äitipolille. Sinne siis menimme, mutta sillä aikaa kun lääkäri kutsui meitä siään, ikäväkseni mieheni oli mentävä vessaan, joten kohtasin kaiken siis yksin.

En unohda koskaan kyseisen lääkärin sanoja; päästessäni sisälle huoneeseen, hän kylmästi totesi: "tämä on raskautesi loppu". Olisi halunnut heti keskeytykseen, koska luvan saaminen kestäisi. Sanoi myös, että mikäli vauva eläisi raskauden loppuun saakka, niin syntyessään kuolisi heti.

En suostunut tähän, vaan vaadin päästä nkl:lle; eipä lääkäri voinut muuta kuin laittaa minulle pyytämäni lähete. Seuraavana päivänä nkl:lta soitettiin aika sikiöntutkimusyksikköön, se oli tuosta parin päivän päästä.

Menin sinne yksin, mieheni ei töitten puolesta päässyt mukaan. Nuori mieslääkäri katsoi ja sanoi, ettei tässä hänestä mitään hätää ollut, keuhkoissa kyllä näkyi jotain epämääräistä, mutta koska vauva liikkui vilkkaasti, niin hänestä hätää ei ollut. Saimme uuden ajan 1 1/2 viikon päähän, mutta silloin tilanne olikin jo ihan toinen; pari päivää ennen tuota uutta aikaa vauvan liikkeet alkoivat heikkenemään. Tällä kertaa miehenikin oli mukana, lääkäreinä kaksi seniori lääkäriä. Kertoivat ystävällisesti koko ajan mitä näkyi; tytöllämme ei keuhkoissa ollut ollenkaan tervettä kudosta, keuhkot olivat neste-rakkuloita täynnä, sydän oli painautunut oikeaan laitaan. Totesivat suoraan ettei toivoa ole, sitten allekirjoitettiin lupalappu ja lähdet-tiin kotiin hieman sekavassa olotilassa.

Seuraavana päivänä oli määrä saapua osastolle, tuon ajan elin aivan sumussa, itkin vain. Synnytys kesti 15t. Kun enkelitytömme sitten syntyi, halusin nähdä hänet, sekä hoitohenkilökunnan, että mieheni vastusteluista huolimatta. Tyttö oli karkeasti sanottuna kuin pieni ruskea nukke, kun veri oli jo ehtinyt pakkaantumaan. Pituutta hänellä oli n. 25cm, kaikki sormet ja varpaat olivat kehittyneet. Pieni rakas tyttömme. Pidin häntä sylissä kunnes hänet vietiin pois, ihan liian pian.

Minulla kesti lähes 4–5v, ennen kuin pystyin tästä kaikesta itkemättä puhumaan. Tärkeintä alussa on surutyö; itkee aina kun itkettää, niitä tunteita ei saisi padota sisälleen, koska ne ponnahtavat sieltä kuitenkin jossain vaiheessa esiin. Täytyy myös muistaa antaa miehellekin oma tilansa ja aikansa surra, koska miehet surevat aivan eri tavalla kuin me naiset.

Itse tein silloin sen virheen, sillä en koskaan tuolloin nähnyt mieheni itkevän, niin ajattelin, että häntä vauvamme menetys ei millään tavalla koskettanut, vaikka väärässähän tietysti olin.

Carola

129

Vilma

Vilma syntyi 14.6.2003 Klo 23.25

TAYSiin tuli kutsu äitiyspolille maanantaina 9.6., samana päivänä, kun minun piti valmistella seuraavana päivänä alkavan rippikoulun ensimmäisiä oppitunteja. Klo 12.45 istuin yksin odottelemassa vuoroani, ja melko pian pääsinkin sisälle. Lääkäri kertasi tulosyyn, "pieni sikiö ja kennomaisia muodostumia lapsivedessä", käski tutkimuspöydälle selälleen. Ultra liikkui nopeasti enkä ehtinyt nähdä oikein mitään, mutta lääkäri alkoi luetella, että munuaiset ovat laajentuneet, vatsaontelossa on nestettä, sydänkin on erikoinen. "Huolestuttavalta näyttää tämä tulevaisuus", lääkäri vain sanoi, ja kysyi perään "mitä te olette ajatelleet?". Niin mistä? Minun täytyi oikein kysyä erikseen, että mitä lääkäri nyt tarkoittaa, monivammaista vai mitä? "Ei oikein sitäkään", tuskin tulee selviämään hengissä edes raskauden loppuun ja alkaa silloin olla jo äidillekin vaaraksi. Tällainen pamaus tuli maanantaina. Lähdin huoneesta aika järkyttyneenä, en nähnyt eteeni kulkiessani käytäviä pitkin ulos. Siivoojaplikkakin kysyi onko minulla joku hätänä. Mitäs tässä tämän kummempia!!! Soitin autosta Markukselle kertoakseni kauheat uutiset, ja Pomolle etten kykene töihin, ja äidille. Sitten soitin vielä terveydenhoitajalle neuvolaan tuloksista ja jäin odottelemaan että Markus ehtii hakemaan minut. Itkusta ei tullut loppua.

Seuraava käynti oli keskiviikkona otsikolla "tukea antava keskustelu". Siellä olimme molemmat. "Tukea antava" tarkoitti ilmeisesti hoitajan myötätuntoista ilmettä. Lääkäri kertasi samat asiat kuin maanantainakin ja koska näytti siltä, että todella mitään ei ole tehtävissä, suostuimme synnytyksen käynnistykseen. Kaikki hienot periaatteet ropisivat mattoon. Olin suureen ääneen toitottanut, kuinka lapsi kuin lapsi on tervetullut meille. En ollut kuvitellutkaan, että mikään voisi mennä pieleen.

Lauantai 14.6. klo 8.30

Saimme pienen yhden hengen huoneen. Odottelimme puolitoista tuntia ennen kuin mitään tapahtui. Siinä ajassa olin katsonut itselleni sairaalan vaatteet ja kiertänyt osastonkin ja syönyt yhden jogurtin. Päässä ei liikkunut mitään. Kätilö tuli laittamaan supistuksia edistävän lääkkeen, eikä mennyt kuin muutama minuutti, kun vatsa kiristyi ja hyvin pian tuli kipu perässä. Puolitoista tuntia kestin sitä jatkuvaa tauotonta kipua, mutta sitten pyysin kätilöltä jotain. Sain supon, joka tuntui auttavan hetkeksi. Seuraavaksi Markuksen painostuksesta sain piikin pyllyyn ja maailma alkoi pyöriä, mutta se helpotti.

Sitten tapahtumien kulusta ei olekaan enää selkeää kuvaa. Petidiniä pistettiin noin kolmen tunnin välein, ja melkeinpä oksensin jokaisen jälkeen. Ruokakin tuotiin, mutta sen söi Markus. Markus kävi kahvilla ja osti ristikkolehden, kävi ulkonakin kävelemässä jossakin välissä. Minä nukuin kivuttomat välit.

Kymmenen aikaan illalla minut vietiin synnytyssaliin. Lääkäri tuli puhkaisemaan sikiökalvot ja antamaan kohdunkaulan puudutuksen. Kipu hellitti hetkeksi ja minä vaivuin uneen. Markus oli käynyt käytävillä kävelemässä sillä välin, oli kuullut suureksi "riemukseen" elävää lasta ponnistavia kirkujia, ja pitänyt minua kädestä kiinni melkein tunnin.

Lapsemme syntyi klo 23.25 kuolleena. Sydän ei kestänyt synnytystä. Pullea vatsa, pulleat kädet ja pulleat jalat, muuta ei mieleen jäänytkään.

17.6. tiistai

Synnytyssalissa olin niin tokkurassa lääkkeistä ja väsynyt, etten ollenkaan ajatellut, että joskus haluaisin oikeasti muistella vauvaani, joten annoin kätilölle luvan viedä tytön pois ennen kuin ehdin todella häntä edes katsella.

Maanantai-aamuna tuli hirveä itku siitä, etten edes muista miltä meidän lapsi näytti. Niinpä soittelin sairaalapastorille ja kysyin saammeko tulla vielä katsomaan tyttöä ennen kuin ruumiinavaus tehdään. Hän lupasi ottaa selvää, ja soittikin tänä aamuna kertoakseen, että obduktio-osastolta oli sanottu, ettei ole nähtävissä. Tietenkin minä kysyin, että miksei? Vastauksena saimme vain, että kuulemma lapsi on epämuodostunut ja kuollut. Niin, entä sitten? Olihan hän epämuodostunut ja kuollut jo syntyessään! Tuon väittelyn jälkeen pastori sanoi, että hän ilmoittaa, että me tullemme katsomaan.

Onneksi lopultakin pääsimme katsomaan, ja taas muistan miltä meidän pieni tyttö näyttikään: pienet kymmenen sormea ja varvasta, kaksi pientä korvaa, pienen pieni nykerö nenä, kulmat kurtussa ja suu mutrussa, silmät tiukasti kiinni.

Meidän niin rakas pieni Vilma-tyttö.

19.6. torstai

Minun on vaikea nukkua öisin, kun ajatukset pyörivät mielessä. Kelaan uudelleen ja uudelleen synnytystä, vaikken siitä paljoa muistakaan. Sitten pohdin sitä tytön ruumiin avaamista, kun pastori erehtyi sanomaan, että se tehdään huomenna aamulla. Tuntuu vain niin hurjalta se avaaminen, kun eihän niin pienessä ole mitään avattavaa!

Inhottavalta tuntuu, kun kaikki jotka asiasta tietävät, toivottavat voimia. Paremmalta minusta tuntuisi, jos joku osaisi olla niin kuin ei mitään. Näin kaikille ei tarvitsisi selittää ja kaikkien kanssa pohtia. Hyväähän ne vain tarkoittaa, mutta itse en jaksa. On ihan hyvä, että olen töistä poissa, mutta toisaalta nämä yksinäiset illat kotona, kun Markus on töissä, tuntuvat hirveiltä. Hirveältä tuntuvat yötkin kun itse pyörin ympyrää ja pohdin ja mietin ja vatvon asioita ja toinen nukkuu täyttä häkää vieressä. Nukahtamislääke lyhentää

132

pyörimisaikaa puolella, mutta silti valvon lääkkeen ottamisesta vielä noin tunnin.

Itsesyytökset kuuluvat kai myös asiaan. Olen monesti miettinyt olenko tehnyt jotain väärin esim. syönyt vitamiineja tai aerobickannut liikaa, tai syönyt kuitenkin allergialääkkeitä enemmän kuin olisi ollut luvallista, tai onko meidän mikro rikki ja olen altistunut säteilylle tietämättäni. Onko minussa jotain vikaa?! Päähän täällä hajoaa, kun neljän seinän sisällä miettii.

Aikaisemmin, vaikka olin iloinen tulevasta lapsesta, ajatus isosta mahasta jotenkin ahdisti. Nyt tämä mahattomuus on yllättävän vaikea asia. Näytän mielestäni hirveältä. Outoja on myös muut fyysiset muutokset. Niin kuin se, että vessaan ei tarvitse nousta kolmea kertaa yössä ja nyt voin olla syömättä enkä silti pyörry.

Miksi meille kävi näin? Miksei jollekin jolla on jo monta lasta? Meidän ainoa, toivottu ja erittäin odotettu otettiin pois ennen kuin elämä vielä alkoikaan.

2.7. keskiviikko

Kello 11.00 oli Vilman siunaus. Tuntui todella siltä, etten selviä siitä tilanteesta. En pystyisi kävelemään arkun viereen ja lukemaan muistolausetta. Se hirveän surun paine, jonka tiesin lyövän yli siinä tilanteessa, pelotti jo valmiiksi. Olimme laittaneet arkkuun sisälle ruusun, jossa oli meidän hääkuva kiinni. Ajattelin, että minne Vilma sitten joutuukin, hänellä on ainakin kuva meistä mukana, pala äitiä ja isää.

Kanttori soitti Brahmsin valssin huilulla heti aluksi, kun katselimme pientä arkkua kukkineen keskellä huonetta. Arkun päälle oli laitettu kaunis satiininen röyhelöpeitto ja siinä oli päällä vaaleanpunainen ruusukimppu. Laulettiin "Maan korvessa kulkevi", jonka jälkeen pappi piti puheensa, ja teki ristin hiekasta arkun päälle. Lopuksi laulettiin lasten hautajaisvirsi 248. Otimme pari

133

kuvaa, ja Markus kantoi lapsensa autoon. Veimme arkun suoraan Kalevankankaalle tuhkattavaksi. Veimme arkun kantamalla kappeliin. Olisi ilmeisesti pitänyt korrektisti ajaa auto siihen kappelin eteen, eikä järkyttää pienellä arkulla hautausmaalla kävijöitä. Ihmiset kääntyivät katsomaan taakseen. Haimme uurnan viikkoa myöhemmin keskiviikkona 9.7 klo12.10. Autossa uurna oli tiukasti sylissäni. Kuin viimeisiä rippeitä imien halusin pitää Vilman lähelläni. Toimme tytön viimein kotiin. Seuraavana päivänä oli sitten hautaus klo19.30. Paikalla olimme vain me, ja kesäsuntio. Maa oli avattu valmiiksi, joten avasimme uurnan ja Markus sirotti tuhkan maahan. Sitten peitimme haudan käsin. Sanoimme Vilmalle hyvästejä kirkonkellojen kaikuessa koko kylälle.

9.8. lauantai
Nyt surun paine ei ole enää niin maahan lyövä, mutta ei ole helppoa vieläkään. Ajatukset menevät aaltoina, välillä menee hyvin, välillä taas ei todellakaan. Viikko ennen ja jälkeen syntymän olin aivan lamaantunut. Sitten aloin hiljalleen nousta, tosin tuli univaikeuksia, mutta nekin loppuivat ja aloin ajattelemaan tulevaisuutta uuden mahan kanssa.

Yksinkertaiset, jokapäiväiset asiat ovat hirveän vaikeita. Kuljemme molemmat monta kertaa jääkaapille todetaksemme, ettei siellä ole mitään syötävää (siellä voi olla jauhelihapaketti, mutta voimat eivät yksinkertaisesti riitä ruuan tekoon). Lähdemme kauppaan, ja istumme ensin kaupan parkkipaikalla autossa noin puoli tuntia. Kaupassa minä istun jakkaralle ja Markus kulkee hyllyjen ja minun väliä edestakaisin ja kysyy onko meillä sitä ja tätä, ja oikeasti minulla ei ole aavistustakaan! Kaupassa käyntiin menee aikaa vähintään kaksi tuntia ja saldona on purkkapussi ja voirasia. Saman päivän aikana voimme tehdä toisenkin matkan kauppaan ja takaisin yhtä mallikkaasti, mutta mitä se haittaa, elämä on pysähtynyt, mihinkään ei ole enää kiire, millään ei ole väliä.

Nyt, kun toivoisin, että joku huomaisi kysyä mitä meille oikeasti kuuluu, kukaan ei enää kysy. On musertavaa todeta päivä toisen jälkeen, että ystävät ja sukulaiset olettavat kaiken olevan jo ohi, ja Vilman unohtuneen. Kaikkein kamalin, ja usein kuultu lausahdus on "te olette nuoria ja kerkiätte vielä". Miten joku VOI kuvitella, että elävä lapsi korvaa kuolleen? Meillä tulee aina olemaan aukko lapsiluvussa.

14.8. torstai

Taas on aallon pohja. Ei tulisi mieleenkään hankkiutua raskaaksi. Minulla on kauhean väkivaltaisia ajatuksia, tekisi mieli mätkiä ihmisiä, varsinkin niitä, jotka nauravat ja hymyilevät. En siedä silmissäni mahoja, pieniä lapsia tai mitään perheidyllejä. Pomokin alkoi jo epäilemään olenko ollenkaan kykenevä aloittamaan kerhoja viikon päästä, kun en tietenkään mitenkään välty näkemästä pieniä lapsia. Viime perjantai töissä oli kyllä aika väsyttävä henkisesti. Kaikki se paha olo alkoi siitä, kun ystäväni kertoi tuttavapariskuntamme muuttavan kaupunkiin, sitten kun heidän äitiyslomansa alkaa. Kyseisellä äidillä oli kuukautta myöhemmin laskettu aika kuin minulla, ja minun olisi pitänyt siis jäädä kuukauden päästä äitiyslomalle. Sitten yläkerrassa kahvilla se yksi höntti, en muista nimeä, alkoi kyselemään erään toisen mahasta, ja kertoi niin toivovansa niille...blaa blaa. Minä lähdin pois. Käytävässä törmäsin työtoveriini, joka kysyi kuinka olen jaksanut. Pillahdin itkuun, ja kerroin miltä tuntuu. Sitten itkinkin koko päivän, vaikka yritin kyllä lopettaa, mutta ei se loppunut.

135

30.8. lauantai

Kesä meni niin, etten huomannutkaan. En vielä ehtinyt aloittamaan kesälomaani, kun jo jäin sairaslomalle, ja kohta aloitin taas työt. Lapset menivät kouluun, ja puut alkoivat kellastua. Elokuun alkupuolella kävin neuvolassa juttelemassa terveydenhoitajani kanssa. Hän sanoi, että hänen mielestään olen edistynyt jo hyvin, suositteli kuitenkin soittamaan psykologille, ja antoi puhelinnumeron. Tuon "hyvän edistymisen" jälkeen kävin kyllä vielä niin syvällä, etten ole eläissäni ollut. Tuli perjantai, Kävyn ensimmäinen kokoontuminen. Näin kyllä heti ovelta että siellä on mahoja, mutta en kehdannut lähteä poiskaan. Tämä maha, jota katselin, kertoi kuulumisiaan itkien, eikä se maha tuntunut enää ollenkaan niin pahalta. Siinä ei ollut havaittavissa onnea tai idylliä. Kaikki menikin ihan hyvin kunnes varsinainen keskusteluaika loppui ja yksi äiti kertoi olevansa 13. viikolla kaksosten kanssa. Siitä sitten alkoi "Voi kuinka ihanaa!", "Onneksi olkoon!", "Kyllä elämä on ihmeellistä!". Niinpä!!!!!!!!! Silloin perjantai-iltana ei tuntunut vielä miltään, mutta yön jälkeen, juuri kun matkasimme kummipojan nimipäiville pyhävaatteissa, ja vastassa oli talollinen vieraita, kaikki alkoi pyörimään mielessä. Niin minä sitten käytännöllisesti katsoen vollotin koko viikonlopun.

14.10. tiistai

Uskalsin tehdä raskaustestin kun kuukautiset olivat kaksi viikkoa myöhässä. Positiivistahan se näytti. Siitä alkoivat ihan uudet pelot. Kävi vielä niin surkeasti, että seuraavan yön Markus oli yövuorossa. Menin kymmeneltä nukkumaan ja pyörin kahteentoista, soitin Markukselle ja valvoin vielä kahteen. Senkin jälkeen nukuin tosi huonosti. En uskalla mennä neuvolaan, en kohdata muita äitejä ja mahoja. Terveydenhoitajalle täytyy kertoa, että hänen arvionsa hyvin edistymisestä oli vasta shokkia. Entäs jos tulee keskenmeno? Laskettu aika on nyt samaan aikaan kuin milloin Vilma syntyi.

Eihän se vain ennakoi mitään? Että kaikki meille kesäkuussa syntyvät lapset kuolee??!!

2.1. perjantai

Joulu on ollut raskasta aikaa, vaikka ajattelin jo monen asian olevan ohi. Olin jo kesällä onnellisessa Vilma-odotuksessani ajatellut, että nyt tulee sitten ensimmäinen joulu, kun me, koko perhe olemme kotona, eikä kierretä sukulaisissa. Väänsin tätäkin asiaa psykologin kanssa ja hän suositteli toimimaan suunnitelman mukaisesti. Niin sitten teimmekin. Oli mukava, erilainen joulu.

Mutta. Aina on mutta. Ja aina varmasti tulee olemaankin. Katkeruus kaivaa taas mielessä. Tuttavan poika sai elävän terveen lapsen samaan aikaan kuin meilläkin olisi ollut laskettu aika. Nyt en siedä mitään uutisia heidän elämästään, en halua kuulla kuinka pikku poika on heille koko elämä ja kuinka se kasvaa ja kehittyy. En haluaisi tietää koko asiasta mitään. Äiti on myös ottanut elämän tehtäväkseen kertoa minulle kaikista koiran kusettajistakin, jotka odottaa. Miksi minä haluaisin tietää??! Olin vielä riittävän väsynyt eilen, kun tämä kaikki alkoi mieltä kaihertaa. En voinut itkulle mitään, vaikka se tuli keskellä markettia alennusruuhkissa. Ei tosin ollut ensimmäinen kerta, kun itku päättää tulla siellä missä sen ei pitäisi, esimerkiksi konfirmaation ehtoolliselta (ja siellä sitä vasta olikin ihmisiä!). Naapurin yksikertainen kysymys "mitä kuuluu" riitti itkuun, tai jokin osuva laulu tai rukous, jossa vähän viitataankin murheisiin tai vaikeuksiin.

Nyt asiat ovat kauhean ajankohtaisia. Viikon päästä 9.1. on rakenneultra. Se tässä varmaan nostaa tunteita pintaan. Nyt olen lähdössä sairaalaan sillä mielellä, etteihän sieltä voi tulla mitään positiivista. Maailma romahtaa. Pelottaa. Ei todella voi sanoa onnelliseksi odottamiseksi!

137

Myöhemmin samana päivänä:
"Teille on tulossa terve lapsi". Näin kiteytti lääkäri. Siitä ilosta soitin äidille kertoakseni, ja meni ihan itkuksi koko puhelu. Helpotuksesta ja kauhusta.

12. kesäkuuta -04 meille syntyi terve tyttö. Elävänä.

Vilmaa ikävöiden Anu, Markus ja Aada

LYHYT YHTEENVETO KEHITYSHÄIRIÖISTÄ

Merkittäviä epämuodostumia löytyy vuosittain noin 3%:lla (1500–1900 lasta/vuosi) elävänä syntyneistä vastasyntyneistä (n. 59 000 lasta/vuosi), joista joka kolmannella useita merkittäviä epämuodostumia tai jokin oireyhtymä. Sikiövaurioperusteella keskeytetään vuosittain noin 250 raskautta.

Kromosomipoikkeavuus todetaan noin 0,6%:lla vastasyntyneistä, (noin 300 lasta/vuosi), joilla vain osalla kromosomipoikkeavuus aiheuttaa rakenteellisia epämuodostumia.

Kromosomipoikkeavuudet johtavat hyvin usein keskenmenoon jo alkuraskaudessa. On arvioitu, että noin puolet keskenmenoista johtuisi kromosomipoikkeavuudesta.

Äidin ikääntyessä sikiön kromosomipoikkeavuuksien riski kasvaa, erityisesti trisomioiden riski. Trisomialla tarkoitetaan sitä, että kussakin solussa on tiettyä kromosomia normaalin kahden sijasta kolme, jonka aiheuttaa jakautumishäiriö sukusolujen muodostuessa. Yleisin ja ehkä eniten tunnetuin näistä trisomioista on 21-trisomia eli Downin syndrooma.

SIKIÖPOIKKEAVUUKSIA, JOITA PYRITÄÄN LÖYTÄMÄÄN RASKAUDENAIKAISTEN SEULONTOJEN AVULLA

Kromosomipoikkeavuudet (21-, 18-, 13-trisomiat)

21-trisomia Downin syndrooma
– esiintyvyys 23,3/10 000 (syntyneet ja keskeytykset)
– näistä yli 35-vuotiaiden äitien 21-trisomia raskauksista päättyy keskenmenoon 54% jo ennen syntymää.
– elävänä syntyy noin 69 lasta vuodessa, joista puolet riskiryhmänä pidetyille yli 35-vuotiaille äideille. Näistä keskimäärin 4 lasta kuolee imäväisiässä (6%).

139

- ensimmäisen ikävuoden päättyessä elossa on keskimäärin 89% syntyneistä
- kuolleena syntyy noin 4 lasta vuodessa (5%)
- sikiövauriodiagnoosilla keskeytetään vuosittain noin 67 raskautta.

18-trisomia Edwardsin oireyhtymä
- alkuraskaudessa keskenmenoon päättyy näistä raskauksista arviolta 95%.
- elävänä syntyy noin 11 lasta vuodessa, joista 90% kuolee ensimmäisen elinvuotensa aikana synnynnäisiin sydänvikoihin sekä syvään kehitysvammaisuuteen
- kuolleena syntyy noin 5 lasta vuodessa
- sikiövauriodiagnoosilla keskeytetään noin 19 raskautta vuosittain.

13-trisomia Pataun oireyhtymä
- alkuraskaudessa keskenmenoon päättyy 95% 13-trisomia raskauksista
- elävänä syntyy noin 6 lasta vuosittain, joista vain harvat elävät muutaman kuukauden, yleensä kuolevat hyvin pian syntymän jälkeen.
- vuosittain syntyy kuolleena 1–2 lasta
- sikiövauriodiagnoosilla keskeytetään noin 5 raskautta vuosittain.

Keskushermoston epämuodostumat
- esiintyvyys 7,4/10 000
- hermostoputken sulkeutumishäiriöt (NTD, neutral tube defect), joihin kuuluvat aivottomuus (anenkefalia), aivotyrä (enkefaloseele), selkärankahalkio (spina bifida)
- etuaivojen jakautumattomuus (holoprosenkelfalia)
- vesipäisyys (hydrokefalia)
- vuosittain syntyy n. 22 lasta, joilla todetaan NTD

Munuaisten ja virtsateiden poikkeavuudet
- molempien munuaisten puuttuminen (Potterin oireyhtymä)
- munuaisten rakkulasairaudet
- virtsaputken takaosan umpeuma tai läppä (uretra-atresia),
  joilloin sikiö ei pysty virtsaamaan; näissä tapauksissa voidaan
  käyttää sikiökirurgiaa
- suomalaistyyppinen synnynnäinen munuaissairaus kongenitaali-
  nefroosi (CNF), jonka esiintyvyys on noin 1:10 000

Vatsanpeitteiden sulkeutumishäiriöt
- vatsahalkio (gastroskiisi), joilloin vatsaontelon elimiä työntyy
  navan sivulta ulos, iho ei peitä aluetta
- napanuoratyrä (omfaloseele), jossa vatsaontelon elimiä työntyy
  napanuoraan
- palleatyrä (diafragmahernia), jossa vatsaontelon elimiä työntyy
  rintaonteloon

Sydämen epämuodostumat
- yhteinen valtimorunko (truncus arteriosus); aortta ja keuhko-
  valtimo eivät lähde sydämestä erillisinä, vaan yhtenä isona
  valtimorunkona
- valtasuonten vaihtuminen (transpositio, TGA); aortta lähtee
  oikeasta kammiosta ja keuhkovaltimo vasemmasta kammiosta
- valtasuonten lähtö oikeasta kammiosta (DORV)
- kolmiliuskaläpän umpeuma (triskuspidaaliatresia)
- vajaakehittyneen vasemman sydänpuoliskon oireyhtymä (HLHS)
- vajaakehittyneen oikean sydänpuoliskon oireyhtymä (PA + IVS)

Muut sikiön poikkeavuudet
– kaksosraskauksissa esiintyy fetofetaalitransfuusio-oireyhtymää, jossa kaksosilla on yhteisen istukan kautta verisuoniyhteyksiä, jolloin toinen kaksosista luovuttaa verta toiselle.
– vaikeat epämuodostumaoireyhtymät
– vaikea varhainen sikiön kasvuhäiriö
– muut esim. suuret raajapuutokset

Tiedot perustuvat FinOHTA:n raporttiin 27/2005

SEULONTAMENETELMÄT

Verinäyte raskauden toteamisen jälkeen
Raskauden alkuvaiheessa otetaan odottavalta äidiltä verinäyte kupan (3–12 odottajaa vuosittain), hepatiitti B-infektion (vuosittain 50–80 HBV tartuntaa odottavilla äideillä) ja HIV-infektion (vuosittain n. 5–13 HIV-positiivista odottajaa) toteamiseksi. Toksoplasmoosiseulontaa ei ole Suomessa yleisesti käytössä.

Äidiltä tarkistetaan myös veriryhmävasta-aineet; Vuosittain löytyy noin 250:ltä raskaana olevalta naiselta punasoluvasta-aine, joka voi aiheuttaa vastasyntyneen punasolujen hajoamista.

Ultraääni tutkimus alkuraskaudessa
Alkuraskauden kaikututkimus (ultraääni tutkimus) suoritetaan yleensä 10–13 raskausviikolla sikiöiden lukumäärän, elossa olon ja raskauden keston sekä lasketun ajan toteamiseksi. Samalla määritetään myös istukan sijainti; mikäli sen reuna yltää vielä keskiraskauden (toisen kolmanneksen) kaikututkimuksessa kohdunkaulan sisäsuun ylitse, on sen paikka hyvä tarkistaa uudelleen raskausviikolla 26–28.

Seerumiseulonta alkuraskaudessa

Ensimmäisen raskauskolmanneksen seerumiseulonta, jossa mitataan äidin PAPP-A (istukkaperäinen valkuaisaine, yksi seerumiseulonnan merkkiaineista, jonka pitoisuus on pieni sikiön 21-trisomiassa) ja β-hCG-S (koriongonadotropiini eli istukkaperäinen raskaudenaikainen hormoni, myös yksi seerumiseulonnan merkkiaineista, jonka pitoisuus puolestaan on suuri 21-trisomiassa), toteutetaan raskausviikoilla 8–11. PAPP-A:n mittaamisesta viikkojen 12–13 jälkeen ei juurikaan ole enää hyötyä, sillä sen määrityksen herkkyys vähenee hyvin olennaisesti.

Erilaiset seerumiseulontamenetelmät perustuvat riskilaskentaohjelmien käyttöön, joissa otetaan huomioon mm. äidin ikä, paino, mahdolllinen diabetes ja tupakointi. Tähän menetelmään voidaan yhdistää myös raskausviikolla 12 tehtävä niskaturvotusmittaus, sillä usein trisomioiden yhteydessä esiintyy lisääntynyttä niskaturvotusta. Riskilukua pidetään positiivisena, mikäli se on suurempi kuin 1:250, joka vastaa keskimäärin 35-vuotiaan äidin riskiä synnyttää 21-trisomian omaava lapsi.

Niskaturvotusmittaus

Niskaturvotusmittauksella tarkoitetaan sikiön niskan ihonalaista nestekertymää, joka mitataan luotettavimmin raskausviikoilla 10–13. Tässä menetelmässä on otettava kuitenkin huomioon se, että mittaustuloksissa saattaa olla huomattaviakin vaihteluja eri laitteiden ja eri mittaajien välillä, siksi sitä ei suositellakaan ainoaksi seulontamenetelmäksi, vaan se tulisi yhdistää raskauden ensimmäisen kolmanneksen seerumiseulontaan raskausviikoilla 10–12, jolloin tulokset ovat luotettavimmillaan. Tämä on myös Suomen Lääkäriliiton ehdottama seulontamalli.

Seerumiseulonta toisella raskauskolmanneksella

Toisen raskauskolmanneksen seerumiseulonta voidaan suorittaa raskausviikolla 14–15, jolloin äidin verestä mitataan kolme tai neljä merkkiainetta. AFP (alfa-fetoproteiini, yksi seerumiseulonnan merkkiaineista) sekä estrioli (myös yksi seerumiseulonnan merkkiaineista) ovat 21-trisomiassa matalat, kun taas istukkahormoni hCG-S, sekä inhibiini-A (sikiön ja istukan erittämä kasvutekijä, yksi seerumiseulonnan merkkiaineista) ovat korkeat.

Mikäli nämä tutkimusmenetelmät yhdistetään, raskauden ensimmäisen kolmanneksen PAPP-A (istukkaperäinen valkuaisaine), niskaturvotuksen mittaus viikolla 10–12 sekä toisen raskauskolmanneksen seerumiseulonta, vääriä positiivisia tuloksia saadaan parhaimmillaan vain 1%.

Sikiön kromosomitutkimusta on käytetty 1970-luvulta lähtien äidin iän perusteella. Yli 40-vuotiaita synnyttäjiä on alle 4%, joiden raskauksista 2,5–8%:ssa todetaan kromosomipoikkeavuus.

Kromosomitutkimus

Kromosomitutkimus tehdään istukka- (raskausviikolla 10–14), lapsivesi- (raskausviikolla 15+) tai napasuoniverinäytteestä (raskausviikolla 18+), jolla varmistetaan mahdollinen sikiön kromosomipoikkeavuus mahdollisten sekä ylimääräisten että puuttuvien kromosomien osalta. Tulokset saadaan keskimäärin kahdessa viikossa, mutta on otettava huomioon, että näihin tutkimuksiin liittyy keskenmenon riski, joka on istukka- ja lapsivesipunktiossa prosentin luokkaa, napaverinäytteen osalta jopa 15%.

Toisen raskauskolmanneksen kaikututkimuksessa, joka suoritetaan raskausviikolla 18–20 rakennepoikkeavuuksien seulomiseksi, löydetään vaikeista rakennepoikkeavuuksista noin puolet.

Tähän voisi helposti yhdistää AFP:n (alfa-fetoproteiinin) mittauksen neuraaliputken sulkeutumishäiriöiden (NTD, neural tube defect) sekä kongenitaalinefroosin (CNF, suomalaiseen tauti-perintöön kuuluva peittyvästi periytyvä vastasyntyneen munuaissairaus) poissulkemiseksi.

Rakenteellinen sikiön kaikututkimus

Niin sanotussa rakenneultrassa eli sikön rakenteellisessa kaikututkimuksessa tutkitaan muun muassa seuraavat asiat.

– Aivot – keskiviivan kaiku, sivuaivokammiot, neljäs aivokammio, pikkuaivot, pään muoto
– Hermostoputki – pitkittäinen ja poikittainen näkymä, hermostoputken päällä oleva iho
– Sydän – paikka, akseli, nelikammionäkymä, eteisten ja kammioiden symmetria, av-läpät, pulssi
– Suuret suonet – ristitseminen, lähtökohdat joko pitkittäin tai poikittain, aortan kaari
– Vatsalaukku – olemassaolo, koko ja muoto, suhde ja sijainti palleaan nähden
– Vatsanpeitteet – eheys, napanuoran lähtökohta
– Munuaiset – olemassaolo, koko ja rakenne, munuaisaltaiden laajentuma (> 10 mm)
– Virtsarakko – olemassaolo, sijainti, koko ja muoto
– Lapsivesi – määrä
– Pitkät luut – olemassaolo, liikkeet ja raajojen ojentuminen
– Istukan paikka – tarvittaessa emättimen kautta tehtävä ultraäänitutkimus
– Käsien ja jalkaterien asennot

Rutiiniseulassa löydetään kuitenkin vain keskimäärin noin joka toinen vaikea rakennepoikkeavuus. Kaksivaiheisen ultraääniseulonnan, jota vielä tämän kirjan kirjoitushetkellä ei ole virallisesti otettu käyttöön, avulla voidaan löytää noin 83% seulonnan tavoitteeksi asetetuista rakennepoikkeavuuksista.

Tärkeintä on muistaa, että kaikkiin tutkimuksiin osallistuminen on täysin vapaaehtoista ja vanhempia tulisi informoida tutkimusten mahdollisista seuraamuksista mahdollisimman ymmärrettävästi. Vuoteen 2010 mennessä on kaavailtu yhtenäistettävän seulontakäytäntöjä Suomessa, jolloin kaikki odottajat saisivat tasavertaisen kohtelun asuinpaikkakunnasta riippumatta.

VASTASYNTYNEEN SEULONTAMENETELMIÄ

Tiettyjä tauteja voidaan seuloa vasta lapsen synnyttyä, noin kahden, kolmen vuorokauden iässä. Tällaisia ovat

– fenyyliketonuria (PKU, Suomessa harvinainen, muualla melko tavallinen synnynnäinen entsyymihäiriö, jossa aminohappo fenyylialaniinin ja sen aineenvaihduntatuotteiden kertyminen elimistöön johtaa hoitamattomana vaikeaan älylliseen kehitysvammaisuuteen),

– synnynnäinen lisämunuaisen liikakasvu (CAH, ryhmä peittyvästi periytyviä tauteja, joissa kaikissa eri muodoissa yhteisenä piirteenä on kortisolituotannon vajaus),

– rasvahappojen mitokondriaaliset beetahapettumisenhäiriöt (LCAD ja MCAD, peittyvästi periytyviä tauteja, jossa rasvahappojen hapettumis- eli oksidaatiohäiriöissä rasvojen hyväksikäyttö energianlähteenä on vähäistä.),

– glutaarihappovirtsaisuus tyyppi 1 (GA 1, periytyvä aineenvaihdunnan häiriötila, jossa glutaarihapon runsaus veressä ja virtsassa, oireina liikehäiriöt ja älyllinen vajaakehitys)

– tyrosinemia 1 (perinnöllinen vaikea aineenvaihduntatauti, koko maailmassa harvinainen; 1:10 0000–1:20 0000)

– biotinidaasin vaje (harvinainen perinnöllinen tauti; esiintyvyys maailmassa 1:110 000)

Näiden seulomiseksi ei voida käyttää napaveriäytettä. Vuositasolla olisi mahdollista löytää 5–10 lasta, joiden varhainen diagnosointi voisi parantaa heidän ennustettaan merkittävästi.

Lähteet:
Minna Hannuksela, OYS, laboratorio 17.5.2006
Sikiön ja vastasyntyneen seulontatutkimukset

Vastasyntyneiden harvinaisten aineenvaihduntatautien seulonta
FinOHTA:n raportti 22 / 2004

Tiesitkö, että..?

Suomessa syntyy vuosittain n. 55–60 000 lasta. Heistä ennen ensimmäisen elinvuoden ikää kuolee noin 200. Todetuista yli 22-viikkoisista raskauksista noin 200 päättyy sikiön kuolemaan. Yhteensä yli 18 000 raskautta keskeytyy tai keskeytetään vuosittain. On arvioitu että jopa puolet kaikista hedelmöityksistä olisi niin sanottuja biokemiallisia raskauksia, jotka keskeytyvät muutaman vuorokauden sisällä hedelmöityksestä. Kaavio kuvaa karkeasti sitä, miten monen hedelmöityksen tuloksena on vielä imeväisiän jälkeen elävä lapsi. Taulukon tiedot ovat vain suuntaa antavia.

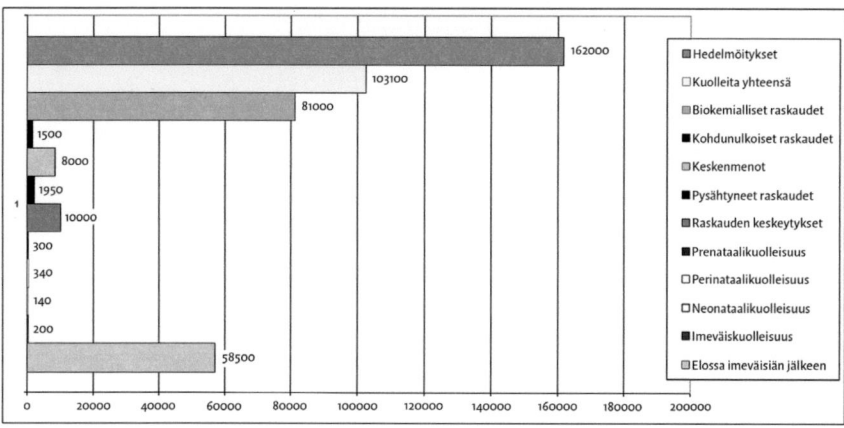

Biokemialliset raskaudet

Biokemiallisilla raskauksilla tarkoitetaan tilannetta, joissa hedelmöitynyt munasolu on kiinnittynyt kohtuun ja muodostanut sen verran istukkasolukkoa, että raskaustesti on positiivinen. Vuoto kuitenkin alkaa muutaman päivän myöhässä, mahdollisesti tavallista runsaanpana. Arvioidaan, että jopa puolet kaikista hedelmöityksistä päätyy tällaiseen tilanteeseen.

Lääkärikirja Duodecim 30.1.2007 Aila Tiitinen,
naistentautien- ja synnytysten erikoislääkäri

148

Kohdunulkoiset raskaudet

Kohdunulkoisten eli ektooppisten raskauksien osuuden kaikista raskauksista arvioidaan olevan noin 2%. On myös arvioitu, että noin kolmas–neljäsosa kaikista alkaneista kohdunulkoisista raskauksista jäänee diagnosoimatta, sillä lähes oireettomina ne paranevat itsestään.

Artikkelin tunnus: hoi26001 (026.001)
© 2008 Suomalainen Lääkäriseura Duodecim

Keskenmenot

Noin 10–15 % tiedossa olevista raskauksista päätyy keskenmenoon, suurin osa niistä kahdeksan ensimmäisen raskausviikon aikana, yleensä kuitenkin ennen 12. raskausviikon täyttymistä. Keskenmenoksi määritellään sikiön poistuminen ennen raskausviikon 23 alkua. Viikon 22 jälkeen tapahtuva tai yli 500 grammaa painavan sikiön kuolemaa kutsutaan kohtukuolemaksi.

On arvioitu, että jopa kolmasosa raskauksista keskeytyy itsestään. Suurin osa keskenmenoista tapahtuu aivan raskauden alkuvaiheessa, ennen kuin nainen on tietoinen raskaudestaan, siksi luotettavia tilastoja on hyvin vaikea koota.

Lääkärikirja Duodecim 30.1.2007 Aila Tiitinen,
naistentautien- ja synnytysten erikoislääkäri

Pysähtyneet raskaudet

Pysähtyneitä raskauksia esiintyy noin 2,8 % raskausviikoilla 10–13. Näiden varhainen toteaminen mahdollistaa optimaalisen hoidon suunnittelun, minkä voidaan ajatella vähentävän odottamattomia äkillisesti alkavia verisiä vuotoja sekä päivystysaikaan ajoittuvia toimenpiteitä.

Lääkärikirja Duodecim 30.1.2007 Aila Tiitinen,
naistentautien- ja synnytysten erikoislääkäri

Raskauden keskeytykset

Raskauden keskeytyksiä tehdään vuosittain yli 10 000. Tähän lukuun on laskettu kaikki vuosittain tehtävät keskeytykset raskauden kestoajasta riippumatta.

Lääkärikirja Duodecim 17.4.2007 Aila Tiitinen,
naistentautien- ja synnytysten erikoislääkäri
Artikkelin tunnus: dlk00166 (017.009)

Prenataalikuolleisuus

Kohtukuolemalla eli prenataalikuolemalla tarkoitetaan 22-viikkoisen tai yli 500 grammaa painavan vauvan menehtymistä kohtuun raskauden tai synnytyksen aikana. Arviolta 0,5 % yli 22-viikkoisista raskauksista päättyy kohtukuolemaan. Suuri osa kohtukuolemista tapahtuu hyvin lähellä laskettua aikaa tai yliaikaisissa raskauksissa.

Kuolleen sikiön synnyttäminen, Tapio Kurki, Mika Nuutila,
Duodecim-lehti (1999)

Duodecim Terveyskirjasto, Vastasyntyneen sairaudet,
Maila Koivisto, Mikko Hallman

Perinataalikuolleisuus

Perinataalikuolleisuudella tarkoitetaan kuolleena syntyneiden ja ensimmäisen elinviikon aikana kuolleita. Vuonna 2000 kokonaisperinataalikuolleisuus oli 5,7 promillea (tytöt n. 5, pojat n. 6 promillea), määrä on laskettu tuhatta (kuolleena + elävänä) syntynyttä lasta kohti. Muihin Pohjoismaihin verrattuna Suomen perinataalikuolleisuus on ollut samaa suuruusluokkaa.

Duodecim Terveyskirjasto, Sairauksien ehkäisy,
Maila Koivisto ja Mikko Hallman
Artikkelin tunnus: sae22000 (022.000)

150

Neonataalikuolleisuus

Neonataalikuolleisuudella tarkoitetaan alle 28 vuorokauden ikäisenä kuolleiden määrää tuhatta elävänä syntynyttä kohti. Vähintään 1000 grammaa painavista 2–3 lasta tuhannesta syntyy kuolleena ja yksi lapsi tuhannesta kuolee ensimmäisen elinviikkonsa aikana. Neonataalivaiheen aikana menehtyy siis noin 2,4 promillea elävänä syntyneistä, suurin osa ensimmäisen elinviikkonsa aikana.

Duodecim Terveyskirjasto, Sairauksien ehkäisy,
Maila Koivisto ja Mikko Hallman
Artikkelin tunnus: sae22000 (022.000)

Imeväiskuolleisuus

Imeväiskuolleisuus on arviolta noin 3,6 promillea. Elävänä syntyneistä noin 3%:lla todetaan merkittäviä epämuodostumia (1500–1900 lasta/vuosi), joista joka kolmannella on useita merkittäviä epämuodostumia tai jokin oireyhtymä. Merkittäviä epämuodostumia havaittiin Suomessa keskimäärin 2,9%:lla elävänä syntyneistä lapsista. Näistä lapsista noin 5% menehtyy epämuodostuman vuoksi imeväisiässä hoitotoimenpiteistä huolimatta. Merkittäviä epämuodostumia on keskimäärin 18,2%:lla kuolleena syntyneistä ja näistä 67,9%:lla kuolinsyy on epämuodostuma. Perinataaliaikana (kuolleena syntyneet ja alle 7 vuorokauden ikäiset) kuolleista 27,3%:lla ja imeväisiässä (alle vuoden iässä) kuolleista lapsista 44,6%:lla on merkittäviä epämuodostumia. Kaikkiaan 31,1%:lla kuolleena syntyneistä ja imeväisiässä kuolleista on merkittäviä epämuodostumia. Epämuodostumien merkitys varhaislapsuuden kuolemansyynä pysyi kuitenkin suunnilleen samalla tasolla, keskimäärin 24,2%:ssa vuosina 1993–2002; vuosittain keskimäärin 114 lasta syntyi kuolleena tai menehtyi imeväisiässä epämuodostuman vuoksi.

FinOHTA:n raportti 27/2005, Duodecim Terveyskirjasto, Sairauksien ehkäisy,
Maila Koivisto ja Mikko Hallman
Artikkelin tunnus: sae22000 (022.000)

151

Runoja

Uneen lensit enkelini,
pieni poikani sylistäni
Surumme on suunnaton,
rakkautemme rajaton.
Kyynel poskellaan äiti toteaa
kauniit muistot sinusta jää.

Enkelini, kultasiipi,
pieni poikani armahin.
Aikasi ei vielä ollut,
vaikka toisin toivoinkin.
Kasteena aamun nurmella,
kevään lintujen laulussa,
ilta auringon kajossa,
yön tähdissä,
siellä olet vierelläni.

-RK-

Kipinälle
Ikävä on suunnaton,
vaikka tiedämme, sinun parempi nyt on.
Tuntuu, että maailma on pysähtynyt,
aika hiljalleen, verkkaisesti etenee nyt.
Tänäkin iltana tuikkivat tähdet,
pikkuinen, saavuit luoksemme,
niin yllättäen lähdit.

-äiti ja isi

152

Hiljaisina hetkinä
kun ei ole ketään
katselen ikkunasta ulos.
Siellä on kaikki
niinkuin ennenkin
Vain minä muutun.

-RK-

Äiti
Anna minun mennä
vaikka se sattuukin.
Ei sinun tarvitse odottaa
kyllä minä sen kestän.
Sillä silloin kun palaan
silloin sinä tiedät,
rakastan sinua.

-RK-

Tiedätkö unen ja valvetilan
välisen ajan,
sen ajan, missä vielä muistat unesi?
Siellä jossain minä tulen
aina rakastamaan, muistamaan sinut sydämessäni.

-RK-

Katso taivaanrantaan,
näetkö,
kuinka aurinko kultaa meren pintaa.
Kaikki on niin kaunista,
niin yksinäistä.
Silloin oli hetki sanoa näkemiin.

-RK-

Sinä puhuit
minulle noilla suurilla tummilla silmilläsi,
joissa tähdet asuivat
ja jotka olivat elämää täynnään.
Sanoja joita en silloin vielä ymmärtänyt.
Ja tuolloin koin Sinussa ilmenevän jotain ihmeellistä
joka myöhemmin oli viitoittava minun tieni.
Ja niin suuresti kuin Sinua rakastinkin, Sinä lähdit pois.

Sinä elät minussa yhä
rakkaana valoisana muistona
ja minä huomaan hymyileväni
Sinua ajatellessani.

kirj. tuntematon

SURU
kuin katkeamaton virta kyynelhelmiä.
Syksyn kylmyys
alastomien puiden oksilla kastehelmet.
Harmaa, liikkumaton pimeys,
johon kietoudut kuin käärinliinaan
liikkumatta hiljaa
odottaen että jotain tapahtuisi.
Jotain
joka saisi sinut irtautuman
tästä surun maailmasta
uuteen alkuun
kohti valoa.

kirj.tuntematon

Äidin käsivarret sai tyttö tyynykseen.
Aamuauringon säteet peitteekseen,
lämpöiset tuulet matkalleen
ja kyyneleenne helmiksi kaulalleen.

kirj.tuntematon

FATHERS POEM

It must be very difficult
To be a man in grief,
Since "men don't cry" and "men are strong".
No tears can bring relief.

It must be very difficult
To stand up to the test
And field the calls and visitors
So she can get her rest.

They always ask if she's all right
And what she's going through,
But seldom take his hand and ask,
"My friend, but how are you?"

He hears her crying in the night
And thinks his heart will break.
He dries her tears and comforts her,
but "stays strong" for her sake.

It must be very difficult
To start each day anew,
And try to be so very brave --
He lost his baby too.

kirjoittaja tuntematon